U0218500

脑大幸福密码

Hardwiring
Happiness

The New Brain Science of
Contentment, Calm, and Confidence

脑科学新知带给我们
平静、自信、满足

［美］里克·汉森（Rick Hanson） 著
杨宁 等译

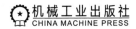
机械工业出版社
CHINA MACHINE PRESS

图书在版编目（CIP）数据

大脑幸福密码：脑科学新知带给我们平静、自信、满足 /（美）里克·汉森（Rick Hanson）著；杨宁等译 . —北京：机械工业出版社，2020.10（2024.11 重印）

书名原文：Hardwiring Happiness: The New Brain Science of Contentment, Calm, and Confidence

ISBN 978-7-111-66626-4

I. 大… II.①里… ②杨… III. 脑科学 - 普及读物 IV. R338.2-49

中国版本图书馆 CIP 数据核字（2020）第 183654 号

北京市版权局著作权合同登记 图字：01-2014-7540 号。

大脑幸福密码：脑科学新知带给我们平静、自信、满足

出版发行：机械工业出版社（北京市西城区百万庄大街 22 号　邮政编码：100037）

责任编辑：薛敏敏

责任校对：殷　虹

印　　刷：保定市中画美凯印刷有限公司

版　　次：2024 年 11 月第 1 版第 13 次印刷

开　　本：147mm×210mm　1/32

印　　张：7.625

书　　号：ISBN 978-7-111-66626-4

定　　价：59.00 元

客服电话：（010）88361066　68326294

赞誉

里克·汉森是他所在专业领域里的大师巨匠，他在本书中向我们指出了一条日常生活的智慧之路。汉森以神经科学领域的最新进展为基础，向我们揭示了这样一个道理：多了解一点我们的大脑，就能把生活过得更好，也会给我们的安康带来更大的改进。这是一本回味之书、练习之书，也是一本写到我们心里去的书。

——马克·威廉姆斯[⊖]（Mark Williams），博士，牛津大学教授，《穿越抑郁的正念之道》(*The Mindful Way Through Depression*) 和《正念禅修》(*Mindfulness*) 的作者

培育幸福是我们人类所能学到的最重要的技艺之一。幸运的是，只要学会如何去灌溉和培养这些已经存在于我们意识当中的有益健康的种子，这件事就不难。本书提供了简单、易学和实际

⊖ 马克·威廉姆斯是牛津正念研究中心（Oxford Mindfulness Center）的创始人，正念领域世界顶级研究专家之一。——译者注

可行的步骤来帮助读者触摸到平和、快乐，这是我们每个人与生俱来的权利。

> ——释一行禅师（Thich Nhat Hahn），《活得安详》（*Being Peace*）和《理解智慧》（*Understanding Our Mind*）的作者

本书教给我们的是一种肯定生命的技巧，即如何反转在人类进化史中形成的紧紧抓住生活中消极的东西不放的倾向，转而吸收并享受积极体验。通过既易学又有趣的以大脑为基础的步骤来增加生活中的欢乐，这种有效的策略，实在是我们送给自己和所爱之人的最佳礼物。太棒了！

> ——丹尼尔·J. 西格尔（Daniel J. Siegel），医学博士，加州大学洛杉矶分校医学院临床学教授，《第七感：心理、大脑与人际关系的新观念》（*Mindsight*）、《留心的大脑》（*The Mindful Brain*）和《头脑风暴》（*Brainstorm*）的作者

这是一本了不起的著作，作为世界顶尖的思维训练专家之一，里克·汉森带着他的洞见，向我们展示了我们可以培养出心中有助益的和美好的东西。通过优美的行文和易学的方法，汉森给了我们一份颇具启迪意义的馈赠，那就是他的真知灼见以及振奋人心的各种练习。这是一本希望与快乐之书。凡读此书之人，必能获益匪浅。

> ——保罗·吉尔伯特（Paul Gilbert），博士，大英帝国勋章获得者，《同情之心》（*The Compassionate Mind*）的作者

里克·汉森在本书里教给我的积极心理学比其他任何一位科学家都多。请阅读本书，学习内化积极体验，改变你的大脑，从而让自己变成注定要成为的那个人。

——罗伯特·A. 埃蒙斯（Robert A. Emmons），博士，《积极心理学期刊》（*The Journal of Positive Psychology*）总编辑

本书真的很有帮助且充满智慧，滋养了你实际生活中的善良，培养了你人文精神中的活力。这些练习将会给你的生活带来变化。

——杰克·康菲尔德（Jack Kornfield），博士，《踏上心灵幽径》（*A Path with Heart*）的作者

汉森博士为我们提供了一个相当简单却具有革新意义的方法，来培养幸福感。他用清晰明了的介绍指导我们将这些方法应用到一些具有挑战性的领域中，例如如何做父母，如何克服拖延症，如何治愈精神创伤，如何改善人际关系等。本书是一份礼物，你会想一遍又一遍地读它，并和朋友们一起分享。

——克里斯托弗·吉莫（Christopher Germer），博士，哈佛医学院临床讲师，《不与自己对抗，你就会更强大》（*The Mindful Path to Self-Compassion*）的作者

汉森博士将现代神经科学、积极心理学、进化论生物学和他多年的临床实践天衣无缝地融合在一起，向我们提供了一套丰富的工具，每个人都可以用它减轻日常生活中的焦虑、沮丧和压力。

本书风格幽默、温暖又谦逊，将新近的研究成果和古老的智慧相结合，为我们提供了简单易学、循序渐进的方法，指导我们抵消固有的心理压力的倾向，过上更加丰富、幸福，也更富有爱心、更充实的人生。

——罗纳德·D. 西格尔（Ronald D. Siegel），心理学博士，哈佛医学院临床心理学副教授，《正念之道：每天解脱一点点》（*The Mindfulness Solutions*）的作者

关于幸福和正念的书那么多，为什么你应该选这一本呢？因为本书行文流畅优美，最重要的是，书中列举的故事、具体而实在的方法是管用的。我已经想不起来还有哪本书曾这么快、这么高效地带给我平和的感觉。

——托德·B. 卡什丹（Todd B. Kashdan），博士，乔治·梅森大学副教授，《好奇心？》（*Curious?*）的作者

引言

　　也许你像我以及很多人一样，埋头于一项接一项、仿佛没有尽头的工作，而让时间一天天无声地溜走。在这个过程中，你可曾停下手中的工作，拿出 10 秒钟，感受和内化即使在最普通的一天里发生的某个积极的瞬间？如果你不拿出这区区几秒钟时间，去享受、去留住这种体验，它就会像风过林梢那样与你擦肩而过，只能给你带来片刻的愉悦，却没有持久的价值。

　　本书的主题非常简单：用日常的积极体验背后隐藏着的能量去改进你的大脑，进而改善你的生活。我将向你展示如何利用那些美好的瞬间让你的大脑变得更好，变成一个自信的、惬意的、满足的、拥有自我价值感的，并且能感受到别人关心的大脑。这些瞬间根本不需要你花费巨资就能得到，可能只是你最爱的那件毛衣带来的舒适、一杯咖啡带来的愉悦、一个朋友带来的温暖，或者完成一项任务带来的满足感，也可能是来自同伴的爱。

只需每天进行几次，每次十几秒钟，你就能学会如何内化积极体验（taking in the good），而这将自然而然地给你的内心带来更多的喜悦、宁静和力量。上述实践及其背后的科学知识，既不是教你学习积极思维，也不是让你参加那类制造积极体验的活动，这两者通常都是对大脑的无端消耗。本书所提倡的是将各种转瞬即逝的体验转化成对神经网络的持续改进。

人类为获得福利、应对变化和取得成功所需的内在力量（inner strength），是基于大脑构造建立起来的，为了帮助我们的祖先生存下去，大脑又进化出了一种消极偏见，使得它能排斥坏体验（就像维可牢尼龙搭扣⊖），迎合好体验（就像耐热耐磨损的特氟龙涂料⊖）。要解决这个问题，将内在力量嵌入你的大脑，你需要学习哪些体验能够满足你对安全感、满足感和关联感的基本需求。随

⊖ 瑞士发明家乔治有一次带着狗出去散步，回家后发现自己裤腿上和狗身上都粘满了一种草籽。草籽粘在狗毛上很牢，要花一定工夫才能把草籽拉下来。他用放大镜仔细观察这种草籽，终于发现，草籽的纤维与狗毛是交叉在一起的，他想，如果采用这两种形状的结构不就可以发明一个搭扣吗？8年后，世界上第一个"维可牢"尼龙搭扣最终在乔治手上诞生，它实际上是两条尼龙带，其中一条涂有涂层，上有类似芒刺的小钩，另外一条的上面则是数千个小环，钩与环能够牢牢地粘在一起。在这里，"维可牢"用于形容坏体验容易在大脑中牢牢生根。——编者注

⊖ 聚四氟乙烯（Polytetrafluoroethene），商标名Teflon，在中国，由于发音的缘故，"Teflon"这一商标又被称之为特氟龙、铁氟龙、铁富龙等。这种材料的产品一般统称作"不粘涂层"，具有抗酸抗碱、抗各种有机溶剂、耐高温的特点，它的摩擦系数极低，可作润滑之用，是不粘锅和水管内层的理想涂料。在这里，"特氟龙"用于形容好体验不容易留存在大脑中。——编者注

着你的内心获得平和、满足和关爱，你将不必刻意追求那些令人愉悦的事情或者纠结于那些让你心烦的事情。你将愈加享受到一种无条件、无限制的健康感，摆脱外部环境的左右。

大脑是人体最重要的器官，大脑的内部运作情况决定了你的所思所感、你的语言和行为。许多研究表明，人的经历和体验会持续不断地以各种方式改变着我们的大脑。本书的目的便是教你学会如何更好地改进大脑。

大脑是神奇的，通过本书你会对这一点有更多的了解。在前三章，我将概述人类大脑的运作原理，解释人为什么要做大脑的主人以及人类如何回归美好的本质。接下来，我将介绍一些内化积极体验的行之有效的方法，教你如何熟练掌握这些技巧。你不需要有神经科学或心理学的知识背景，也能理解这些观点。我从中提炼出四个简单的步骤，并将其首字母缩写为"HEAL"⊖：拥有（Have）一种积极体验；丰富（Enrich）其内涵；吸收（Absorb）；将积极素材和消极素材联系（Link）起来，使积极素材缓和甚至取代消极素材（第四步是非强制的）。我们会彻底地探讨每一个步骤，你将学到许多切切实实、可操作性强的方法，帮助你在繁忙的一天当中，留意或者创造一些积极体验，并将它们融入你的思维、你的大脑、你的生活。我们在每一章的最后设置了一个名为"吸收精华"的版块，总结该章提出的一些要点。

⊖ HEAL 在英语中有"治愈、拯救"的意思。——译者注

我是在读大学时误打误撞进入内化积极体验这一领域的，它改变了我的生活。40年后的今天，我在自己所从事的神经心理学工作中，尝试将这一领域往纵深方向拓展。迄今为止，我已经将这些内容传授给数千人，其中很多人向我讲述了他们的故事，告诉我这套方法如何改变了他们的生活。你将在本书中读到其中一些小故事。我很高兴能将这一饱含力量的实践方法与你们共享，如果还想了解更多，请登录www.RickHanson.net，免费获取上面的一些资源。

作为一个父亲、丈夫、心理学家、冥想老师和职业顾问，我已经意识到真正改变世界的既是我们对思维内部的改造，也是我们对外部世界的改造。在本书中，你将会看到一些将短暂的精神状态转化成持久的神经结构的实验性方法，请根据你自己的不同需要采纳我的建议。希望你喜欢阅读本书所带来的收获，在它们的帮助下，你的发现将对你的大脑和人生产生深刻的影响。

相信你自己。内化积极体验能帮助你看到自己身上的善，也能帮你看到世界和他人身上积极的地方。

目录

赞誉
引言

第一部分　为什么

第1章　成长中的积极体验 / 2

内在力量 / 3

在思维的花园里 / 5

体验依赖型的神经可塑性 / 9

改进你的大脑 / 10

最有效的体验 / 12

自我导向型神经可塑性 / 13

第 2 章　坏体验的维可牢　　/ 16

进化的大脑　　/ 17

坏比好强大　　/ 18

恶性循环　　/ 21

纸老虎妄想症　　/ 22

维可牢和特氟龙　　/ 24

劳而无获　　/ 27

公平竞争　　/ 28

第 3 章　绿色的大脑和红色的大脑　　/ 31

大脑的三个操作系统　　/ 32

顺应模式　　/ 36

回家真好　　/ 39

好体验的维可牢　　/ 41

反应模式　　/ 43

选择　　/ 49

建立顺应性偏向　　/ 50

第二部分　怎么办

第 4 章　自我痊愈　　/ 56

内化积极体验四步曲　　/ 57

做内化积极体验的高手　　/ 60

内化你所需　　/ 65

积极体验，益处多 / 67

日常生活中的珍宝 / 69

第 5 章　留心积极体验 / 73

留心一种快乐的感觉 / 74

体验的旋律 / 75

意识的舞台 / 81

喜欢和想要 / 83

低垂的果实 / 85

第 6 章　创造积极体验 / 88

当前设置 / 90

近期事件 / 91

一直存在的事物 / 92

个人品质 / 94

过去 / 96

未来 / 97

好体验，要分享 / 97

变废为宝，转负为正 / 98

关怀他人 / 100

在别人的生活中发现善 / 101

想象好事 / 102

创造好事 / 103

直接刺激积极体验 / 104

生活处处充满机会 / 105

第 7 章　大脑构造　　　　　　　　　　　　/ 108

丰富你的积极体验　　　　　　　　　　/ 109

吸收体验　　　　　　　　　　　　　　/ 116

平和、知足与爱　　　　　　　　　　　/ 119

第 8 章　用鲜花除杂草　　　　　　　　　　/ 123

消极体验是有成本的　　　　　　　　　/ 124

消极素材在人脑中的工作机制　　　　　/ 125

改变消极素材的两种方法　　　　　　　/ 126

各种强大的可能　　　　　　　　　　　/ 129

内化积极体验的第四步　　　　　　　　/ 130

解毒剂体验　　　　　　　　　　　　　/ 133

从消极素材开始　　　　　　　　　　　/ 136

将积极素材与消极情境联系起来　　　　/ 137

第四步练习　　　　　　　　　　　　　/ 139

第 9 章　好用处　　　　　　　　　　　　　/ 144

让好教训在你心中扎根、沉淀　　　　　/ 144

追求于你有益的东西　　　　　　　　　/ 145

重塑你的幸福　　　　　　　　　　　　/ 147

一块蛋糕　　　　　　　　　　　　　　/ 148

填满心中的那个洞　　　　　　　　　　/ 149

让蓝色不再忧郁　　　　　　　　　　　/ 151

精神创伤的复原　　　　　　　　　　　/ 152

喂养你的人际关系 / 153

帮助他人 / 154

儿童与内化积极体验 / 156

消除障碍 / 160

以顺应模式应对挑战 / 164

第 10 章 21 件宝贝 / 169

如何使用本章 / 169

安全感 / 174

满足感 / 186

关联感 / 200

后记 / 216

关于作者 / 219

致谢 / 221

参考文献 / 225

第一部分

为什么

第1章　成长中的积极体验

　　小时候上学时，我比班里的同学要小一两岁，那时的我是个害羞的小书呆子，瘦骨伶仃，鼻子上架着一副眼镜。我并没有经历过什么悲惨的遭遇，但心里总感觉像是隔着一道玻璃墙去看周围的人，感觉自己就像一个局外人，被忽视，被嫌弃，被贬低。跟许多人相比，我的问题简直不值一提。但是我们每一个人，尤其是孩子，都有一些希望被关注、被肯定的自然需求。当这些需求得不到满足时，人们就会感觉像是生活在一片贫瘠的土地上，虽然能生存下来，却得不到充足的滋养。对我来说，那感觉就像身体里有一个地方是空的，仿佛心中有一个洞。

　　上大学之后，我误打误撞闯进了一块那时就颇具吸引力且至今仍魅力不减的领域。总有一些小事儿会不时发生，可能是几个哥们儿说"来呀，咱们去吃比萨"，或者一位年轻的女士冲我微笑。都不是什么大事儿，但是我发现，如果我让一件好事转变成一个好体验，而不是仅仅让它存留于想法当中，并且至少保持几次呼吸的时间，而不是把它打发掉，匆忙转向别的事，我就会感觉仿佛有某种正面的、积极的东西沉淀到我的体内，成为我的一部分。总之，我开始内化积极体验了——每次十几秒钟。过程很快，很简单，也很愉悦。我的自我感觉开始变得好起来。

最初的时候，我心里的那个洞大得就像一个空荡荡的游泳池，我每天吸纳进一些被团结、被赏识或被关注的体验，那感觉就像往游泳池里注入了几桶水。日复一日，月复一月，水一桶接一桶地注入进来，我渐渐感觉心里的那个洞被注满了。这件事情改变了我的心境，让我的情绪越来越放松，我开始变得雀跃而自信。

许多年过去了，成为一名心理学家之后，我知道了为什么这件看似渺小的事情会给我带来这么巨大的改变。因为正是通过这种实践，我将内在力量嵌入了大脑、思维甚至人生的经纬当中——这就是我所说的重塑积极体验。

内在力量

我是一名远足爱好者，远足时，我经常不得不依赖背包里的东西生存。内在力量就是你行走在崎岖蜿蜒的人生路上时装在背包里的供给品，包括积极的情绪、常识、诚实、正直、内心的平和、决心以及一颗温暖的心。研究人员已经确认了包括自我关怀、安全感依赖、情感智力、后天乐观主义（learned optimism）、放松反应（relaxation response）、自尊心、抗压性、自我规范、还原能力以及执行功能等内在力量。我使用"力量"一词来涵盖冷静、满足和关爱等各种积极的感觉、技巧、有益的观点和倾向性，还有生机勃勃等表现出来的品质。与转瞬即逝的精神状态不同，内在力量是一种稳定的特征，是你得以生活美满、行动明智高效以及为他人做出贡献的持久的源泉。

乍看之下，内在力量这个概念貌似有些抽象。让我们用一些具体的例子来做一番彻底的解析。闹铃响了，虽然你还想继续睡，但你还是找到了一种让自己起床的意愿。你的孩子们一天到晚口角不断，相当让人不爽，但你没有冲他们大吼大叫，而是来到内心深处那处安全的、没有怒气的地方。工作中的一个错误让你倍感尴尬，但你也被过去的成就唤起了一种价值感。竞争的无处不在让你感到压力山大，但你去看了几场展览，从中得到了令人愉快的平静。没有伴侣让你感到难过，但想一想身边的朋友，你又得到些许安慰。还有其他一些内在力量（如观察力、信仰以及自我意识等），都在思维的后台一刻不停地自动发挥着作用。

在医学和心理学中有一个众所周知的观点，即一个人的感觉和行动（不管是对生命的进程，还是对具体的关系和处境）是由三个因素决定的：你所面临的挑战，使挑战持续存在的你的脆弱性，以及你迎接挑战、保护自身脆弱性的能力。举例来说，一个抗焦虑性差的人，挑剔的老板会加剧他的焦虑，但他可以唤起自我平复以及被人尊重的感觉这些内在力量来应对焦虑。

我们都有脆弱性。就我个人来说，我希望自己不要轻易就担心、着急和自我批判。人生路上的挑战没有尽头，从手机通话掉线这样的小麻烦，到衰老、疾病和死亡。你需要各种力量来应对这些挑战和你自身的脆弱性，它们增强，你的力量也要随之增强。如果你不想让自己总是感觉压力那么大，那么焦虑、沮丧、易怒、抑郁、失望、孤独、内疚、受伤和不自信，试着建立内在力量，内在力量能够帮助你。

要想拥有幸福快乐、成就斐然又充满关爱的生活，内在力量是基础。举例来说，对积极情绪这种内在力量的研究表明，这种力量能够减弱反应性和压力，有助于心理创伤的愈合，增强适应能力，增进福祉，提高对生活的满足感。积极情绪鼓励人们寻找机遇，创造积极的循环，促进人的成功，还能增强人的免疫系统，保护心脏，创造更健康的生活。

平均来说，一个人大约只有 1/3 的内在力量是与生俱来的，并以遗传的形式表现在他的气质、才能、情绪和个性当中。另外 2/3 的内在力量则是在成长过程中日积月累建立起来的，通过培养便可获得。这对我们来说是件天大的好事，因为这意味着我们自己就可以建立起像幸福感这样能够增强满足感、爱心、效率、智慧、内在的平和等内在力量。学习建立这些内在力量的方法，可以说是最重要的事情。本书的目的就是帮助大家学习建立内在力量的方法。

在思维的花园里

想象你的思维就像一座花园，你只能让自己置身其中，看着野草和花朵共存，但不能做出任何的评断和改变。然后，你可以通过减少思维中消极的东西的方式来将野草拔除。你可以通过增加思维中积极的东西的方式来让花朵绽放（关于对积极与消极的解读，见专栏 1-1）。大体上你可以用三种基本方式来管理你的思维：顺应（let be）、放手（let go）、接受（let in）。本书所讲的是第三种，即培养内在力量，在你的思维花园里种花。为了更有效地做到这一点，我将把它与另两种方法联系起来，以走进你的大脑。

专栏 1-1　什么是积极的

我所说的正面的、积极的、好的东西，指的是能够为你自己或他人带来幸福和利益的东西。负面的、消极的、不好的东西，则是会带来痛苦和伤害的东西。我在这里用的是一种实用主义的视角，而非道德或宗教意义上的说法。

积极体验通常都是让人感觉良好的，但是一些让人感觉糟糕的体验也能产生好的结果，我把它们也称为积极的。例如手被滚烫的炉子烫伤的痛楚，公园里找不到孩子时的焦灼以及促使我们做出高姿态的自责，这些体验当下感觉并不好，但能帮助我们随后获得愉快的感觉。

同样地，尽管消极体验通常让人感觉不好，但一些让人乐在其中的体验也会产生坏的结果，这些体验被我视为消极的。三杯啤酒下肚会带来宜人的微醺，背后议论曾经亏待过你的人会让你尝到复仇的滋味，这些体验或许能够产生片刻的愉悦，但其代价最终会抵消益处。像这样的体验只能让我们感受到眼前的快感，随后便会让我们感觉糟糕。

观察思维

放任你的思维，客观中立地观察你的体验，能够让你放松，给你带来新的视角，就好像你走下银幕，坐到 20 排开外去看你自己主演的电影。通过放任意识流自主流动，能够帮助你停止对欢愉体验的追逐，使你不再挣扎于让人不悦的体验。你终于可以带着兴趣以及对自己的善意（希望如此）来探索你的体验世界，或许还能触及思维当中更温柔、更无辜甚至更年轻的层面。如果你采取一种可接受的、非应激性的意识，那么一些消极的想法和感觉有时是可以消弭于无形的，就像早上的阳光驱散晨雾一样。

改变思维

仅仅与思维同在是不够的，你还需要改变思维，付出努力去拔野草、种鲜花。仅仅观察压力、焦急、暴躁和忧郁等情绪，并不能将其消除分毫。正如我们将在第 2 章看到的，人类的大脑进化出了非常发达的功能，它能够从消极体验中学到很多，而且能将它们储存在长期神经结构当中。仅仅观察思维也不能产生感激、热情、诚实、创造性等其他内在力量，因为这些精神品质所赖以为基础的神经结构并不会自己凭空出现。而且，要想全身心地观察思维，你必须使其做出改变，才能培养出沉着镇定和洞察力，这能够让你感觉到你的所有感觉，使你即使在很困难的情况下也能勇敢面对内心的阴影的内在力量。否则，打开体验之门会让你感觉像是落入了通往地狱的陷阱。

保持注意力集中

不管你是顺应、接受还是放手，都要保持注意力集中，这意味着你时时刻刻都不能分心。注意力集中本身只是为了更好地观察，但是在观察的同时，你也可以主动地、有目的地设法逐步引导你的思维。改变思维和保持注意力集中并不矛盾。实际上，你只有改变思维，才能培养出让你保持注意力集中的内在力量。

无论是身处外部世界还是反观内心世界，无论是处理围绕在你身边的各种实际情况还是处理你对它们的感觉，都要保持注意力集中。注意力集中不仅仅是针对自我的意识。我就曾经在攀岩时，把注意力集中在了把我的绳索固定在岩石这件事上，以及在下面很远的地方保护着我的伙伴身上。

自然序列

当你遇上困难或者感到不自在时（这就好比风暴袭击了你的花园），可以采用下面三种非常有用的方法，来按部就班地进入你的思维领域。首先，要与你的体验同在，观察它，接受它，哪怕这种感觉是令人痛苦的。其次，一旦时机成熟——这个因情形而异，可能只持续几秒钟，比如一种似曾相识的焦虑感，也可能维持几个月甚至数年，比如当你痛失至亲至爱——就抛却所有负面的、消极的东西，例如，你可以通过放松身体的方式来缓解紧张感。最后，在时机成熟的时候，在释放了一些或全部消极的东西之后，用一些积极的东西来取而代之。例如，你可以回忆一下跟欣赏你的人在一起时的感觉，然后让这种感觉驻留 10 ～ 20 秒钟。

除能让你在当下感觉良好外，这一做法还能带来持久的好处，因为当你内化积极体验的时候，你不仅是在思维的花园里种花，实际上还是在你的大脑里创建一种新的神经回路（neural circuit）。这就是我所说的重塑积极体验。

体验依赖型的神经可塑性

大脑是一个会学习的器官，它可以随着你的体验而发生改变。有一个事实至今让我着迷不已，那就是我们所反复感觉、感受、追求和思考的一切正在塑造着我们的神经结构，缓慢，但确定无疑。就在你阅读这段文字时，在你脑壳里那个小小的豆腐状组织所蕴含的 1 万亿支持细胞当中，有 800 亿～1000 亿个神经元细胞，正在一个由 0.5 千兆个突触（synapse）组成的神经网络中互相传递着信号。这个迅速而复杂、活力巨大到不可思议的神经活动一刻不停地改变着我们的大脑。活跃的突触会变得更加敏锐，不出几分钟，新的突触便会出现，由于大脑内繁忙的区域需要更多的氧气和葡萄糖来开展工作，因此大脑获得了更多的供血。神经元内的遗传因子此消彼长。与此同时，那些不怎么活跃的突触逐渐萎缩消失，这一过程有时也被称为神经界的达尔文主义：忙者生存。

所有的精神活动（无论是视力还是声音，思考还是感觉，意识还是潜意识），都是以潜在的神经活动为基础的。很多精神活动（也就是神经活动）在经过大脑时就像蜻蜓点水，不会给大脑留下延续性的影响。但是一些强烈的、持久的或反复出现的精神活动，尤其是意识领域的，会给我们的神经结构留下持久的印记，就像汹涌的水流重塑河床一样。用神经学的术语来说就是，同步发射的神经元，会串联在一起，⊖使精神状态转变成神经特质。日复一日，你的思维渐渐塑造了你的大脑。

这就是科学家所谓的体验依赖型神经可塑性（experience-dependent neuroplasticity），堪称当今的热门研究领域。举例来说，伦敦的出租车司机能够记住城市各个角落的意大利面馆的位置，他们大脑的海马体神经层比较厚，这一区域能够帮助人们形成视觉-空间记忆，司机们经常使用这一区域，使其长出了新的组织，就像锻炼肌肉一样。意念冥想师大脑中有三个区域的灰质比较多（即大脑皮层比较厚），分别是：位于前额后面，负责控制注意力的前额叶灰质区；可以帮助我们获得内在协调和与他人和谐相处的脑岛⊖（insula）区；海马体。体验和经历不仅会使你的大脑生出新的突触——当然单此一项就非常了不起，还能以某种方式深入到你的基因当中（进入神经元细胞内的 DNA 螺旋分子结构当中的原子带当中），进而改变其运行方式。举例来说，如果你定期进行放松训练，那么这种行为将使你体内一些能够缓解紧张反应的基因活动更加频繁，从而增强你的适应和复原能力。

改进你的大脑

如果我们不去理会上述这些充满着术语的研究，便会发现一

⊖ 即赫布法则。1949 年，被称为"神经网络之父"的加拿大心理学家唐纳德·赫布（Donald Hebb）提出，两个神经细胞交流越多，它们连接的效率就越高，反之就越低。——译者注

⊖ 脑岛也叫岛叶，或赖尔氏岛。——译者注

个简单的事实：体验的作用非同一般。不仅仅因为当下它们带给你的感觉，更因为它们在你的大脑中留下了持久的痕迹。这些体验，不管是幸福、担忧、爱还是焦虑，都会给你的神经网络带来真实的变化。这种神经系统的结构的创建过程，会在持续不断的体验（尤其是那些处于人的意识的重要位置的体验）的影响下得到加强。人的注意力就像一架组合了探照灯的吸尘器，它先是照亮其着陆点，然后将其吸入你的大脑——不管是好的还是坏的。

有句老话说，物质决定意识，思维由其赖以依存的东西形成。根据上述有关依赖型神经可塑性的内容，这句话换个更现代的说法就是，大脑由思维所依存的东西塑造。如果你总是让思维停留在自我批判、焦虑、抱怨他人、伤害和压力之上，那么你的大脑就会被塑造得更容易对焦虑和沮丧的情绪产生反应，你的目光会局限于各种威胁和损失，你会倾向于感到愤怒、悲伤和内疚；如果你持续地让思维驻留于一些好的、积极的事件和情况（比如别人对你非常和气，你现在有一处容身之所），令人开心的感觉，你确定已经完成的事情，身体上的愉悦以及你良好的品质等，久而久之，你的大脑就会被塑造成别的样子——有力且复原性强，有基于现实的乐观主义展望以及积极的情绪和价值观。回顾一下过去的这两个星期，你的思维都在哪些地方驻留过呢？

实际上，你所关注的东西（你的思维驻留之处）便是你大脑的塑造者。有些事情很自然地就能吸引你的注意力，比如工作中遇到的难题、身体上的疼痛，或某项十分令人焦虑之事。总体来说，你对思维驻留之处的选择有着相当大的影响力。这意味着你可以随意延长甚至创造体验来更好地塑造你的大脑。

从第 4 章开始，我将详细告诉你具体的做法。当然，你现在就可以随时开始内化积极体验。内化某个积极体验的过程，归根结底只有四个字：拥有，享受。你将亲眼见证它的效果。

最有效的体验

你最近可曾关注过你的精神花园，好让那里的花儿竞相绽放？在这里我向你介绍一些体验，使你能够更好地得到帮助。

对我们每个人来说，消极体验也可以有其价值。举例来说，大学时的一年夏天，我曾在一家装瓶厂上夜班，这段经历着实锻炼了我。但是，消极体验有其固有的副作用，它会带来诸如心理上的不安以及压力并造成健康上的后果，甚至在你与他人之间造成摩擦或使已有的矛盾恶化。当我和妻子含辛茹苦地抚养两个年幼的孩子时，我们争吵的频率要比以往更高。消极体验的代价通常大于其益处，而且通常的情况是，它们没有任何益处可言，只是徒增伤痛而已。既然同步发射的神经元会形成紧密的连接，那么对一个已经不再有用的消极体验抓住不放，就相当于作茧自缚：你越挣扎，大脑受到的束缚就越紧。

积极体验总能带来收获，很少造成痛苦。通常情况下，这类体验总能让你当下感觉良好。另外，要想增强诸如决心、远见卓识、积极情绪以及同情心等内在力量，最直接的方式莫过于从一开始就去经历这样的体验。如果你想让自己更有感恩之心，就让思维多多驻留于感激的情绪之中。如果你想感受到更多的爱，就多去寻找一些在其中你能感到自己被接纳、被看见、被欣赏、被喜欢以及被珍视的体验。如何在你的思维中培植良善的因素？答案就是：去经历良善的体验。这种经历能够将良善的体验镌刻于你的大脑当中，构建它们的神经回路，这样无论你到哪儿，它们都与你同行。

除了增强自己某些具体的内在力量之外，内化积极体验还有一些普遍的好处，比如保持积极状态、避免消极情绪、自尊自重以及强化注意力等。此外，正如我们将在第 3 章看到的那样，久而久之，你能渐渐使你的大脑对各种积极体验更加敏感，从而把它们更快、更容易地转化成你的内在力量。

自我导向型神经可塑性

我的一位神经学家朋友曾经把大脑形容为一个"3 磅[⊖]重的木薯粉布丁"。它看上去黏糊糊的，毫不起眼，却是人体最重要的器官，是人类健康、日常效率、心理康复、个人成长、创造力和成功的主要内部源泉。你感觉愤怒还是轻松，沮丧还是充实，孤独还是被关爱，取决于你的神经网络；而愉快的人际关系、成功的组织协调、国家的昌盛富强，乃至最终我们人类能否生活在一个和平且持续繁荣的世界上，其基础就是大脑之间的互动方式。

经验依赖型神经可塑性的研究告诉我们，每个人，不论男女，都有能力让自己的大脑改进得更好——这就是杰弗里·施瓦茨（Jeffrey Schwartz）所说的自我导向型神经可塑性（self-directed neuroplasticity）。即使你自己不使用这种能力，其他外力也会替

⊖   1 磅 = 0.454 千克。

你塑造你的大脑，这些外力包括工作和生活当中的压力，科技和媒体，周围干劲儿冲天的人的影响，痛苦的过去残留下的阴影，以及我们将在第2章看到的来自大自然的力量。

在日常生活中，你也可以用各种快捷、简单而有趣的方式来发挥自我导向型神经可塑性的威力，以构建一种持续的轻松、自信、自我接纳、满足和被关爱的感觉以及内心的平和。本书所要教给你的练习非常简单，那就是：把每天的积极体验转化成积极的神经结构。用更专业一点的话说就是：你要激活你的精神状态，继而将其设置为你的神经特质。当你需要时，可以随时提取这些神经特质，因为它们已经成为你的内在力量，成为你思维当中不断积累的积极体验。

运用思维去改变大脑，从而让思维变得更好。这样日积月累，一个突触又一个突触，你实际上是在把幸福种进你的大脑里。

通过这一过程，你将克服消极偏见：大脑擅长从坏体验中学习，却不善于从好体验中学习。正如你将在第2章看到的那样，如果将思维比作花园，那么更适合在大脑这片"土壤"中生存的，不是鲜花，而是野草。因此，通过反复内化积极体验来播种内在力量的种子，就显得愈加重要了。

吸收精华

- 人的内在力量包括适应性、自信、决心和洞察力，还包括心性的平和、满足感和爱。这些力量能够帮助你处理生活中的挫折困难，从重压之下复原，愈合过去的伤痛，保持生活的幸福安宁，处理好工作和生活中的各项事情，并且用耐心和关怀对待他人。

- 大多数内在力量都是在岁月当中建立起来的。本书的主旨就是利用积极体验来培养你的内在力量，即重塑积极体验。

- 对思维进行观察是非常重要的，除此之外你还需要不断减少消极的东西，增加积极的东西。我所关注的是后者，即在你思维的花园里种花。这意味着要对你大脑的构造进行改造。

- 所有的精神活动（不管是视觉还是听觉，欢乐还是忧伤）都是建立在潜在的神经活动基础之上的。反复出现的精神活动会给我们的神经结构带来持久的变化，这就是所谓的经验依赖型神经可塑性。这也意味着我们可以利用思维来改变自己的大脑，从而让我们的思维变得更好。

- 增强幸福感及其他一些内在力量的最佳方法就是去经历这样的体验，然后使这些积极的精神状态转变成积极的神经特质。这就是内化积极体验：激活一种积极体验，然后就像编程一样将其编入你的大脑里。

第 2 章　坏体验的维可牢

　　在 20 多年前的一堂专为心理学家开设的神经科学课上，教授提着一只巨大的水桶走进教室，随即戴上一双黄色的橡胶手套，变魔术般地从里面取出了一颗保存完好的人类的大脑。它看上去就像一颗小小的、弹弹的、颜色偏黄的花椰菜。随着教授兀自在一旁絮絮叨叨，我渐渐产生了一种奇怪的错位感。他手中拿着的这个东西就在此处，而与此相同的另一个东西也在此处，在我的头颅里，此刻它正试图理解教授手里拿的到底是个什么样的东西。我震惊地发现：这个其貌不扬的家伙实际上正是我得以看见水桶、听到老师讲话的源头，是我不论恶心还是惊叹的感觉的来源。我所有的喜悦和痛苦，所有的爱与失却，都是这区区一块闪闪发亮的血肉内部活动的结果。我的大脑，是时时刻刻以我为通道去造就意识的所有缘由的共同来源。

长久以来，人类都在发出这样的疑问：为什么我们会快乐或者悲伤？为什么我们会互相帮助或者互相伤害？圣人和科学家都曾探讨过幸福和痛苦的精神缘由。现在，在人类历史上，我们可以第一次这样问问自己：这些缘由背后的神经原理又是什么呢？这一点我们可以在由进化塑造而来的人类大脑的神经结构和其塑造过程中找到答案。

我们的大脑不是一夜之间进化成现在这样的，它的容量和倾向性是历经数亿年才得以形成的。塑造了这个漫长的非个性化进化过程的各种因素，却以非常个性化的方式呈现在我们今天的日常生活中。假如你今天完成了 20 件事，但犯了一个错误，那么晚上当你入睡时，你脑子里最有可能想的是什么呢？很有可能是那个错误，即使它只是一天当中一个很小的组成部分。其原因，正如你将看到的，是在大脑的进化过程中确立起来的。通过了解大脑的进化过程，你将能更好地了解自己和他人，并更加有效地使用和塑造自己脑袋里那个凹凸不平的、如花椰菜般的精巧绝伦的东西。

进化的大脑

人类和蝙蝠、秋海棠、细菌有着共同的祖先，就是 35 亿年前出现的世界上最早的微生物。6.5 亿年前，海里出现了多细胞生物。又过了 5000 万年，它们进化出了足够复杂的结构，开始发展出感觉器官和运动系统。哺乳动物出现于 2 亿年前，灵长类动物出现于 6000 万年前。250 万年前，我们人类的祖先——能人（homo habilis）已经发展出了足够的智力，开始制造石器，而真正意义上的智人（homo sapiens），即聪明的猿人，出现于约 20 万年前。

在过去的 6 亿年当中，无论是水母、河蚌，还是蜥蜴、老鼠、猴子以及早期的人类，面临一系列生存问题，都提出了各自的解决方案，并将其根植到了进化中的神经系统当中。在过去的几百万年当中，大脑的容量增大了约 3 倍，同时，其结构和功能也在自然选择的严酷压力下得到了塑造。能人和猿人长期生活在小型的狩猎采集游团当中，直到 10 000 年前才开始进行有组织的农业活动。他们的世界原始而美好，民风淳朴，生活节奏轻松随意，那时的人际关系也是许多现代人所渴望的。

他们所要应对的生存挑战（例如随时会被食肉动物攻击甚至吃掉），也与我们的非常不同。由于他们以小规模的游团为生活单位，因此他们很少遇到不认识的人，一旦遇到就会面临危险。虽然有些游团之间可以做到和平相处，但平均起来，每八个男人当中就有一个死于游团间冲突。相比之下，在 20 世纪，每 100 个人当中只有一个人死于战争。除此之外，还有饥饿、寄生虫、疾病、伤害以及生产时的风险。这是一个没有止疼药和警察局的世界，正是这个世界孕育了人类的大脑，而大脑也在极力地适应这个世界。适应的结果一直延续到今天，并且持续地塑造着我们的体验，指导着我们的行为。

坏比好强大

为了让基因传递下去，爬行动物、哺乳动物、灵长动物、类人猿和人类祖先必须找到一些让人愉快的"胡萝卜"，比如容身之所、食物、性。与此同时，他们也要远离那些带来痛苦的"大棒"，比如食肉动物、饥饿以及其他种族的侵袭。胡萝卜和大棒都很重要，但是它们之间有一个决定性的区别。从生存的角度来说，大棒比胡萝卜更紧急，影响更大。如果你今天没找到胡萝卜，明天还有机会继续找，但是如果你今天没能躲过挥来的大棒（嗙！），以后就再也吃不到胡萝卜了。野外生存的头号法则就是：吃午餐，别成为午餐！几亿年来，这始终是一个事关生死的大问题，你要时刻对大棒格外警醒，对其做出激烈的反应，强化自己的记忆，久而久之，你对大棒变得越来越敏感。

最终大脑进化出了一种固有的消极偏见。尽管这一偏见出现时的环境远比我们当下的环境严酷得多，但它至今仍持续在我们体内发生作用：当我们开车遇上交通堵塞时，当我们着手组织会议时，当我们解决手足间的争端时，或者当我们试图节食、观看电视新闻、周旋于繁忙的家务、付账单或者赶赴一场约会时……为了帮助你生存下去，大脑时刻准备着启动消极偏见。

时刻为你留意

首先，大脑总是时刻为你留意着潜在的危险或损失，这也是为什么现在的新闻节目总是常规性地以谋杀或者灾难的新闻开场。正如新闻界有云：流血的新闻有卖点（If it bleeds, it leads）。在漫长的进化历程中，那些警觉性高、生存欲望强且总是抱团而居的动物，更容易将自己的基因传递下去，而且这种倾向现在已经植入了我们的 DNA 当中。即使在你感觉快乐、放松，与别人有某种情感联系的时候，大脑也在巡视着各种潜在的危险、失望以及各种人际关系上的问题。在你的意识深处通常有一种隐隐约约但又值得注意的不安、不满和隔绝的感受，这种感受会激起你的警戒心。

当最小的那个事情出错或者可能出现麻烦时，大脑就会把焦点放在它身上，不再关心其他事情。如果你的老板对你的工作做了极高的评价，但是在一大堆赞美之词当中夹杂着一条批评，那你就很有可能只关心这条消极评论。相比消极刺激，人们对积极刺激接受得更快，也更容易。相比快乐，我们能更快地辨别出一个人在生气。实际上，当别人生气时，大脑在你尚未明确意识到这一点时就已经做出反应了。

痛苦的力量

坏体验（痛苦的、令人难过的）通常会压制好体验（让人感到愉悦、舒服、惬意的）。心理学家丹尼尔·卡尼曼（Daniel Kahnemann）曾提出一个观点：相比于取得收获，大多数人更愿意付出更多的努力以避免等量的伤害。他凭借这个观点获得了诺贝尔经济学奖。为了维持长久的亲密关系，每一个我们遇到的消极互动，通常需要至少五个积极互动才能抵消。只有当积极体验以至少 3∶1 的比例胜过消极体验时，人们才能真正开始蓬勃发展、茁壮成长。当然，这个比例越高越好。消极体验污染积极体验的能力，要强过积极体验净化消极体验的水平。举例来说，一次恶行对英雄的声誉造成的伤害，要大于做一件好事给恶棍的名声带来的改善。

坏体验对人类思维的附加影响基于它对大脑的额外作用，即大脑对令人不悦的事情的反应，要比对同样程度的快乐体验的反应更强烈。大脑中负责管理反应过度的中央回路包含三个部分：杏仁体、下丘脑、海马体。因此，虽然位于大脑后部的杏仁大小的杏仁体的确能对积极的事件和感觉做出反应，但就大多数人来说，真正激活大脑的还是那些消极的东西。

想象一下，一个人（比如你的父母、伴侣或者同事）在生你的气，你对此感到非常焦虑，此时对方的怒气激活了你大脑中的杏仁体，就像百万年前的人类看到一头正在觅食的狮子一样。在你做出战逃反应（fight-or-flight response）之前，杏仁体向你的下丘脑和位于脑干的交感神经系统控制中心发出了信号。下丘脑发出紧急信号，召集肾上腺素（adrenaline）、肾上腺皮质醇（cortisol）和去甲肾上腺素（norepinephrine）等应激激素（stress hormones）。接下来你心跳加快，思维也在飞速运转，你开始感到慌张或者难过。大脑中的海马体针对这一经历形成了一个初始的神经追踪（neural trace）（发生了什么事，谁说了什么，给你带来什么样的感觉），然后指引你在皮质记忆网络中（cortical memory networks）对其加以巩固，以便日后你回来学习。通过神经系统中这一类似高速公路的构造的连接，被激活的杏仁体向海马体发出命令，要求其将这一给你带来压力的经历作为紧急要务处理，以备储藏，甚至会使新出现的神经细胞永远处于担惊受怕的状态。

恶性循环

随着时间的推移，消极体验使得杏仁体对各种消极的东西更加敏感，之所以会发生这种雪球效应，是因为杏仁体向下丘脑发出的信号所召唤的肾上腺皮质醇进入了血液循环，被送进了你的大脑，并在那里刺激和强化了杏仁体。这样一来，你的大脑就更容易敲响警钟，钟声来得也更响亮。让情况更加糟糕的是，在危险已经过去或被证明只是虚惊一场时，你仍需要很长时间来将肾上腺皮质醇代谢出体外。举例来说，即使开车时遇到的危急情况已经过去，你仍会感到心跳加速，要在驾驶座上浑身颤抖 20 分钟才行。

与此同时，在接二连三遭受打击的情况下，大脑中的肾上腺皮质醇会过度刺激海马体中的细胞，使海马体逐渐萎缩并削弱其作用，最终将其杀死。这是有问题的，因为海马体不仅能够帮助你保持对事物的洞察力，还能使杏仁体平静下来，告诉你的下丘脑不要调动应激激素。所以现在在其他一切都按部就班、顺利进行的情况下，让海马体保持"健康"就更难了，安抚失控的杏仁体和下丘脑更是难上加难。

结果就是，你今天所感受到的压力、焦虑、恼怒和伤害，使得你在明天面对这些情绪时更加无助，这又反过来使你在日后面对这些消极体验时毫无招架之力。消极导致了更多消极的出现，形成了一个恶性循环。

纸老虎妄想症

恐惧的特殊力量是消极偏见的一个方面，其重要程度值得我们特别加以探讨。我们的祖先可能会犯两种错误：第一，认为丛林里有一只老虎，实际上压根儿没有；第二，认为丛林里根本没有老虎，实际上真的有一只。第一种错误的代价是不必要的焦虑，第二种错误的代价则是死亡。结果就是，我们慢慢进化为宁可犯第一个错误一千次，也不要犯第二个错误一次。

然而直到今天，人们依然在犯第二个错误。就个人而言，比如，我平日不经常用牙线剔牙，而且开车速度过快。第二种错误的一个变形是相比错误的代价，对可能的收益持一种过度乐观的态度，比如，许多赌徒和摇滚界的明日之星总是高估获得回报的可能性。人脑的默认设置总是倾向于高估威胁，低估机遇，并同时低估应对威胁和赢得机遇所需的资源，然后我们用那些支持这种信念的信息使自己的信念更加坚定，对那些不支持这一信念的信息则采取视而不见甚至拒绝的态度。杏仁体中甚至有特定的区域专门阻挡未被学习的恐惧体验，尤其是来自童年时期的恐惧。结果我们被那些实际上比我们所恐惧的更小、也更容易处理的威胁占据了心神，却忽视了那些比我们所期望的更大的机遇。实际上，我们的大脑非常像是得了"纸老虎妄想症"（paper tiger paranoia）。

这些基于生物学特征的倾向在多种因素的作用下被加强，比如一个人的脾气。有些人（比如我）本质上就比其他人更容易焦虑。同样有影响的还有个人经历。引发惊慌和痛苦的生活经历，尤其是那些精神创伤体验，自然会令一个人更容易感到害怕。如果你在一个充满各种危险的社区长大，有一对总是怒气冲冲、喜怒无常的父母，或者在学校受到欺凌，那么即使你现在生活在一个安全的地方，与一群和善的人们为邻，你也依然会经常保持警觉。个体当前的生活状态也是一个影响因素。比如，或许你现在有一个总是无故发火的室友，或者在工作场合受到骚扰。经济因素也在其中扮演着一定的角色，当手头吃紧或者日常生活节奏快、压力大时，人们自然会感到心神不宁。纵观人类历史，从来不乏政治集团利用人们的害怕心理来攫取权力的例子。

你有哪些害怕的体验呢？害怕从范围上涵盖了从轻度警觉，到忧虑、不安，再到着急、焦虑、恐慌和恐惧等情绪状态。害怕在你的生活中扮演着什么角色呢？当我们害怕时，我们会变得瞻前顾后、言不由衷，会更紧紧地依附于"自己人"，而对"外人"更容易产生恐惧和生气的情绪。因为"外人"也跟我们一样在强大的恐惧面前手足无措，所以我们受到惊吓时的反应也会让他们感到害怕，于是他们会反应过度，这反过来又会令我们感到前所未有的恐惧。

维可牢和特氟龙

消极偏见还会影响人脑的构造过程，其运作机制如下。正如我们之前所看到的，思维所感知到的东西会改变你的大脑，其结果是两种形式的学习和记忆：显性的（explicit）和隐性的（implicit）。显性记忆拥有你全部个性化的回忆，从童年往事，到十分钟前你所从事的活动。这些回忆沉淀的时间越久，其积极意义就越突出。举例来说，当我准备踏上前往约塞米蒂国家公园的漫长路途时，虽然我明知道自己那穿着紧绷绷的登山鞋的双脚会累到不行，但我唯一在意的是和朋友们一起登上顶峰时是多么的意气风发。显性记忆还包括"陈述性知识"（declarative knowledge），即百科全书式的信息，比如什么是自行车、地球的形状是什么样的以及你的社会保险号码，等等。

隐性记忆包括各种"程序性知识"（procedural knowledge），即关于什么事情该怎么做的知识，范围从如何骑自行车，到如何巧妙地主导一场与朋友的交谈。程序性知识还包括你的预设和期望、生活体验的情绪残留、关系模式、价值和意愿，以及思维的整个内部氛围。它就像一个巨大的仓库，掌管着你绝大多数的内在力量以及你绝大多数的不自信、不满足、防御心和旧日的精神创伤。能够放进这间仓库的东西，是你产生感觉和做出行动的基础。隐性记忆通常比显性记忆对你的生活产生的影响更大。

不幸的是，隐性记忆的信息总是有消极偏差的。令人不舒服的体验会立即经快车道进入你的记忆仓库：一朝被蛇咬，十年怕井绳。相比愉悦，我们通常更容易从痛苦中学到东西。强烈的憎恶要比强烈的喜好来得更快。在人际关系中，失掉信任容易，重建信任却很难。一个人的缺点要比优点更容易被别人记住，这也是为什么政治竞选活动中充斥着各种负面的宣传。不管是家庭成员之间，还是国家和民族之间，由来已久的不满总是会令长期存在的矛盾火上浇油。哪怕只是几次做无用功的痛苦体验，也会迅速转变成一种无助感——导致抑郁、沮丧的重要因素。要想重新建立起对自身能力的肯定，人们通常需要许多次成功的体验。一言以蔽之，消极的情绪状态可以轻而易举地转变成消极的神经特质。

而且，除非是紧张刺激的消息或者奇珍异闻，否则绝大多数好消息是很少甚至不会对大脑的隐性记忆产生长久作用的。其原因有三。首先，我们之所以倾向于忽视好消息，是因为我们总是忙于解决问题，或四下搜寻事情来让自己担心，普通的好事随处可见——鸟儿在枝头歌唱，人们在微笑，你仍能感受到自己的心跳，但我们并不给它们多少关注。其次，即使我们真的辨识出一件好事，往往也不会成功地把它转变成一个好体验。完成一项任务（这是一件好事）后，接着就开始下一项任务，几乎没有任何成就感。即使有人送上几句恭维，我们也会当耳旁风。孩子们清脆的笑声传来，却丝毫激不起我们的兴致。

最后，即使你真的发现了一件好事，甚至将其成功转变成好体验，十有八九它也没有被转化至你的神经结构并储存在隐性记忆当中，除非是某些至关重要、难得一见的时刻。积极体验使用的是标准配置的记忆系统，其中的新信息必须在短期缓存区存放足够长的时间才能转变成长期记忆。到底多长才是"足够长"，取决于体验本身以及感受者本人，但大体来说至少要几秒钟，越久越好。在实际生活中，你必须让思维始终保持在积极体验上，以此来塑造你的大脑。

我们要多频繁地让自己连续5秒、10秒或20秒驻留于积极体验当中呢？还是说时间还得再长点儿？在我开始刻意地内化积极体验，并渐渐填满自己心中那个洞之前，我是不屑于这么做的。假设在发生了某些事情之后你产生了一种平和、满足和被爱的感觉，那么你会经常性地调出这种感觉来回味（比方说）10秒钟，令它活在你的意识里，使你沉浸其中，就像它沉浸在你心中那样吗？大多数人都不会。但是如果你不这样做，这一体验所能提供的价值大部分（甚至全部）就都会流失。对消极体验来说，你的大脑就像维可牢；对积极体验来说，你的大脑却是特氟龙。

劳而无获

就好体验而言，除非你有意识地将其内化，否则它们通常会像竹篮打水一样流经你的大脑，雁过无痕。（与此同时，坏体验却被有消极偏差的隐性记忆截流了下来。）这种体验虽然让人感觉很好，但从搭建神经结构的角度来说，它们的发生没有任何意义。这就是绝大多数压力管理、人力资源训练、儿童个性教育、正念训练或怜悯训练、技能辅导以及药物和酒精治疗等正式训练项目的核心缺陷所在。就非正式训练项目而言，经理人、教育工作者和家长面临的是同样的问题。只要掌握技巧并付出努力，我们就可以创造出一种有所裨益的精神状态。每当出现这种精神状态，就表示此刻产生了积极的能量。但在绝大多数情况下，我们不会长期坚持拿出额外的哪怕区区几秒钟的时间来将这些体验"安装"到我们的大脑中。我就是这样的。作为一名心理治疗师，在我帮助我的客户所获得的积极思维中，有很大一部分并没有给他们带来持久的裨益。意识到这一点，实在是让我既倍感耻辱，又坐立难安。

对于学习者（这是我的另一个角色）来说，消极偏见的作用同样是令人沮丧而心痛的。你可能处于一种结构化的情境当中（比如领导力训练项目、匿名酗酒者聚会、家长学校等），也可能只是私下里试着减轻自己的焦虑、忧郁和压力。你非常努力地想让自己的大脑获得一些好的东西（比如平静、幸福或痊愈的感觉），然而几个小时后（可能更快），你会感觉好像那一切从未发生过。就好像你挣扎着要把一块巨石推到山顶，结果它却一次又一次地滚落下来。

消极偏见的存在不是我们的错，它不是我们主动创造出来的，尽管如此，对于它，我们还是可以发挥一下自己的主观能动性的。

公平竞争

有消极偏见并不意味着你不能获得快乐。如果你真的快乐，那么即使有消极偏见，你也依然快乐。这种偏见是否能影响行动，取决于事件的性质。当你感觉好时，它会潜藏在暗处蠢蠢欲动，寻找一个理由给你带来糟糕的感觉。当你感觉糟糕时，它会让这种感觉雪上加霜。

这种偏见会产生两种类型的问题。首先，它会增加消极能量，让你把注意力集中到那些坏的或者可能是坏的东西上，并且将消极体验储存到隐性记忆中。它还会使你的大脑和人际关系陷入消极的恶性循环。这种偏见以各种不同的方式给你造成更多的压力、焦虑、沮丧、愤怒、伤害、悲伤、缺憾，并让你与别人的冲突增加。

其次，消极偏见会削减积极能量。它会让你对周围的好事物视而不见，即使看见了也漠不关心。同时，它会让你所经历的那些好体验不着痕迹地经过你的大脑，这种偏见就像路障，在它的作用下，你的大脑更难获得幸福快乐的感觉。

假设你在银行有存款，存款利率决定了你每天能够有多少收益。那么你是想要高息还是低息呢？同样地，从积极精神状态向积极神经特质的转化率决定了你每天能有多少心理上的收益。还是那个问题，你是想要高转化率，还是低转化率呢？不幸的是，消极偏见会降低转化率，从而轻而易举地抵消你生命中的那些收获：幸福、你对他人的贡献及成功。

在实际生活中，消极偏见有利于化解迫在眉睫的生存危机，但不利于提高生活质量，让人难以获得平和满足的人际关系以及持久的精神和身体健康。这是石器时代人类大脑的默认设置。如果我们不掌握主动权，它就会继续控制我们的生活。

向积极的方向倾斜只是为了创造一个公平的竞争环境。内化积极体验能够矫正消极偏见的两种倾向：这种实践能够减少消极的感觉、想法和行动，与此同时，它也能增强积极的感觉、想法和行动。

随着时间的流逝，内化积极体验能够帮助你体验到你对安全感、满足感和关联感的核心需求最终得到了满足。我们将在第3章探讨具体方法。

吸收精华

- 纵观历史，人们一直在探索思维中出现痛苦和幸福的原因。现在我们已经开始了解人类大脑的潜在构造和程序是如何制造体验的。

- 人类的神经系统已经进化了6000万年，古代的爬行动物、哺乳动物、灵长动物和人类面临生存问题时所提出的解决方案对如今的人类依然适用。

- 为了生存并将其基因传递下去，我们的祖先需要特别警惕各种危险、损失和冲突。结果就是，大脑进化出了一种消极偏见：随时寻找危险因素，做出激烈的反应并迅速将这种体验储存在神经结构中。我们还是能获得快乐，但是这种消极偏见使得我们在面临压力、焦虑、失望和伤害时，至今仍然表现得脆弱、无助。

- 消极偏见最核心的一个方面是恐惧所具备的特殊力量。我们总是会常规性地高估危险而低估机会和资源。与此同时，消极体验激活大脑，令其吸收消极能量，进而使大脑更容易接受更消极的体验，形成恶性循环。

- 像幸福感和适应力这样的内在力量主要来自积极体验。但是除非我们全神贯注、持续地关注它们，否则大多数积极体验只会如走马灯一般流过我们的大脑，风过水无痕。它们会给我们带来短暂的快乐，但就改变神经结构而言，它们几乎不会带来任何持久的影响。对于消极体验来说，大脑就好比维可牢，对积极体验来说，大脑则好比特氟龙。

- 尽管消极偏见在严酷的环境下对人类的生存是有利的，但对于追求生活质量、维持充实的人际关系、获得个人成长和长期的身心健康来说，消极偏见是极为不利的。它会使我们对消极体验过度学习，而对积极体验了解不足。

- 常规性地内化积极体验是弥补消极偏见不足的最佳方式。

第3章　绿色的大脑和红色的大脑

长久以来，人们一直在不懈地探索着人的本性到底是什么，从古代的诗人，到当代的普通人，总在望着浩瀚的大海或星空时发出这样的疑问："我是谁?"这个问题之所以重要，是有原因的。

如果人类从本质上就是一群战士和逃兵，贪婪、沉迷，有着善妒而邪恶的灵魂，那么我们就有必要被一些强有力的权威人物所管束，接受严酷的统治，终日背负着沉重的罪行和耻辱。然而，如果从内心深处我们都能平等相待，懂得感恩，拥有一副热心肠，那么我们就能生活得更自由，更听从自己的良心和同情心的指引。

直到现在，有关人类本性的一些根本问题，也没有得出基于事实的答案。但是进化神经心理学（evolutionary neuropsychology）及其相关的诸领域的研究已经开始给出一些清晰的解答，向人们展示了如何获得持久的安全感、满足感和爱的亲密感。让我们对人类大脑的三个操作系统、两个背景和一个实践来做一番探索吧，因为正是上述诸项将你带回到幸福快乐的精神家园的。这些内容可能会有点照本宣科、有点理论化、有点枯燥，但是我相信，你会像我一样发现它们为你理解自己和他人带来了帮助和希望。从下一章开始，我们将介绍一些非常实用的方法来帮助你将每天的日常体验转变成持久的幸福感及其他一些内在力量。

大脑的三个操作系统

大脑的进化史漫长而复杂，简言之就是：大脑进化经历了三个阶段，这三个阶段与人类进化史上的爬行动物（reptile）、哺乳动物（mammal）、灵长动物/人类（primate/human）三个阶段有着不那么紧密的联系。就像三层楼的房屋一样，大脑的三层构造也是自下而上的，紧接脊椎之上的是脑干（brain stem），它负责一些基本的生存功能（如呼吸），同时为你的行为提供能量和指引；位于脑干之上，并横跨整个大脑中部的是大脑皮层下区域（subcortex），它是负责情绪、动机和情感联系的中心；大脑皮层（cortex）包裹在大脑外部，它掌管着你的抽象推理思维，对过去的回忆和对未来的思考以及同情心、语言、协同计划等关键性的社交能力。

和大脑的三层构造大致相对应，自主神经（autonomic nervous）系统和非常重要的迷走神经（vagus nerve）也加入了进来。最早出现的迷走神经分支支持自主神经系统的副交感神经区（parasympathetic wing），这部分区域具有安抚个体和抑制情绪的功能，在个体面临威胁时主导行为的退却和停止。自主神经系统的交感神经区（sympathetic wing）会对副交感神经系统和迷走神经第一分支的影响产生抵抗作用，使个体获得能量，处于兴奋状态。这种正反作用会使人们在威胁面前既愿意持续不断地寻找机会加以反抗，也会产生落荒而逃的念头。最新发现的哺乳纲动物所独有的迷走神经分支，能够支持一种"社会参与体系"（social engagement system），这种分支的神经须可以延伸至心脏等其他器官，可直达喉部以调节你的嗓音，也可深入头部影响你的面部表情。

　　随着大脑的逐渐进化，它满足人类三种需求（安全感、满足感以及关联感）的能力也在不断增强。这种能力正是通过避免伤害、寻求回报以及亲附他人这三个操作系统来依次实现的。该模型是我从保罗·麦克莱恩（Paul MacLean）、雅克·潘克塞普（Jaak Panksepp）、斯蒂芬·鲍吉斯（Stephen Porges）、保罗·吉尔伯特（Paul Gilbert）和 E. 托里·希金斯（E. Tory Higgins）等人颇有影响力的研究成果中总结改编而来的。这听上去很复杂，但日常生活中其实充满了各种简单的例子。比如你正要出门去见一个朋友，在去你们约好的餐馆的路上，你会避免类似闯红灯这样可能会带来伤害的行为。当坐到餐桌前时，你会通过点好吃的食物来寻求回报。跟朋友聊天时，你会感到跟他更靠近、更亲密。

　　总而言之，避免伤害系统是与你的脑干、最早出现的迷走神经分支、副交感神经系统以及在进化史上最早出现的鱼、两栖动物和爬行动物等脊椎动物几个阶段相关联的。寻求回报系统是与大脑皮层下区域、交感神经系统以及进化史上的哺乳动物期相关联的。亲附他人系统则与迷走神经最密切的分支、进化史上的灵长动物阶段尤其是人类阶段有关。（让关系更复杂的是，交感神经系统同样也能通过战逃行为来取得避免伤害的结果，而进化史上的哺乳动物阶段无疑也能做出复杂的社会行为。）说起来有点傻，但我有一个小诀窍能帮助你理解记忆——想象我们的头脑中有一只蜥蜴、一只老鼠和一只猴子，它们分别代表了避免伤害、寻求回报和亲附他人三个系统。当我们要满足自己对安全感、满足感和关联感的核心需求时，我们需要爱抚那只蜥蜴，喂饱那只老鼠，拥抱那只猴子。

当然对这样的比喻你不必太当回事儿。今天，避免伤害、寻求回报和亲附他人这三个操作系统已经将大脑当作一个整体来实现各自的目的，定义它们的不再是其解剖学特征，而是它们的执行功能。虽然这些功能深深根植于各种古老的生物学意义上的任务——如何逃离食肉动物的魔掌，如何吃胡萝卜，如何繁衍后代等，但它们如今履行功能的方式即使是古代的洞穴野人看到也会目瞪口呆，更别说那些金鱼、地鼠和大猩猩了。举例来说，无论是高中女生为参加毕业舞会而梳妆打扮，还是倭黑猩猩互相为同伴逮虱子，抑或北美大草原上的田鼠，在面对同类时其后叶催产素（oxytocin）水平会上升，大马哈鱼为了产卵溯游而上，这些行为无疑都是亲附他人系统在发挥作用。实际上，你所拥有的日常生活，其内在构造都是人类历时亿万年才得以形成的。

每个操作系统都各自有一系列的能力、精神活动和行为，具体描述见表3-1。其中，每一个系统都可以借助另外两个来为自身服务。举例来说，为了避免有人擅闯你家给你带来伤害，你可以去一家五金店，买一把结实的锁，同时找一条大只的看门狗来为你守家护院（与狗建立亲附关系）。你可以同时运行两到三个系统。去市场买东西时，你可以边打趣坐在购物车上的学龄前儿童（亲附他人），边采购你需要的日用品（寻求回报），同时提醒自己避开卖饼干甜食的货架（避免伤害）。

表 3-1 三个操作系统的特征

特征	避免伤害系统	寻求回报系统	亲附他人系统
需求	安全感	满足感	关联感
挑战	威胁	失落	拒绝
倾向于	风险	机遇	关系
优先任务	阻止衰退	促进改善	性行为、亲密感、自我价值
来自他人的激赏	安心	鼓励	温暖
能力	呆滞、逃逸、战斗	寻觅、不间断地追逐	移情、人际联系、语言交流
行为倾向	谨慎、压抑、退守	迫切、兴奋、追求	社交能力、人际联系、情感
关键神经递质系统	乙酰胆碱	多巴胺 类鸦片	后叶催产素 血管升压素
迷走神经分支	第一分支		第二分支
大脑的关键部位	大脑右半球，左前额叶活动较少	大脑左半球，左前额叶活动较多	社交参与体系

我发现了一种非常有益的方法，那就是当你在满足自己的核心需求（安全感、满足感和关联感）时，你最好更明确地让自己去体会某种操作系统运行起来是什么感觉，以及我们如何内化对该操作系统特别有益的那些核心体验，后者我们将在下一章加以探讨。避免伤害系统、寻求回报系统和亲附他人系统决定了我们

如何面对挑战。它们通过各自为战和相互影响，影响我们大部分的体验和行为。它们就像我们人生这出大戏的幕后导演，而它们的两种导演方式又是那么的南辕北辙、大相径庭。

顺应模式

想象有那么一天，你感觉很好。早上醒来后，你花了几分钟躺在床上想了想接下来的一天你要见的人和要做的事。去上班的路上，你遇到了交通堵塞，但是你没有怒火中烧、心烦气躁，而是怡然自得地听着广播，不让别的司机干扰你的平静。你的工作或许并不是你梦寐以求的，但是今天，你让自己集中注意力去体会完成每项任务所带来的成就感。回家的路上，伴侣打来电话，请你顺道去一趟商店。工作一天了，这个差事对你来说可真没那么诱人，但是你提醒自己：不就是多花 15 分钟吗？到了晚上，你盼来了一直在追的电视节目，美美地看了会儿电视。

还是这一天，现在我们想象用另一种不同的方法来度过这一天。早上醒来后，你花了几分钟躺在床上，悲观地展望着这即将开始的一天，哀叹着工作会多么无聊。今早的交通状况着实让你恼怒，当一辆车抢了你的车道时，你瞬时怒火中烧，狂按喇叭。跟往常一样，你刚开始工作就碰到了让你闹心的事儿，更糟糕的是，你还有一大堆机械性的工作要完成。等到开车回家时，你已经筋疲力尽，连抬一抬手指的力气都没有。此时你的伴侣却打电话来，要你顺路去一趟商店。你感到自己被愚弄了，但还是什么都没说就去了商店。然后你花了大半个晚上的时间来默默地在心里抱怨自己做了家里的全部工作。你最爱看的节日已经开始了，可你却一点也看不进去，疲劳和愤怒占据了你。

在这想象的两天当中，发生的都是同样的事情，唯一不同的是大脑处理它们的方式，即大脑所使用的设置。

大脑的每个操作系统本质上都有两个设置：顺应和反应。只要每个系统所负责的那个核心需求基本上得到满足，这个系统的顺应设置就是正常的。当你感到安全时，避免伤害系统就进入了顺应模式，从而给你带来放松、宁静、平和的感觉。当你感到心满意足时，寻求回报系统会进入顺应模式，给你带来感恩、愉悦、成就感和满足感。当你感到某种感情的联结时，亲附他人系统变为顺应模式，启动诸如归属感、亲密感、同情、和善、价值感和爱等感觉。为方便起见，我将顺应模式称为大脑的"绿色"设置。

在顺应模式下，你所遇到的挑战不会变成压力源（stressors）。你会遇到各种情况，甚至遭遇各种困难艰辛，但是你的大脑中存在着的某种减震器（shock absorber）能使你免受冲击。你不会被恐惧、沮丧和烦躁等感觉牵着鼻子走，而是可以从容应对各种威胁、损失和拒绝。你还是要与生活过招，有时还得处理一些非常棘手的事情，但你总能感受到一种潜在的安全感、满足感以及被关爱的感觉。

换言之，当你的大脑免受威胁、损失或拒绝的干扰时，它会自行进入静息状态，即顺应模式。这种内环境稳定（homeostatic）的状态是平衡的、可持续的。启动并维持这一状态的，是含有后叶催产素和神经类鸦片的神经化学系统，如膝下扣带回（subgenual cingulate cortex）区域、副交感神经系统（parasympathetic nervous system，PNS）等神经网络。在这种状态下，你经常会感到身心放松、惬意、相对平静，中高度的副交感神经系统激活能让你心跳放缓，降低血压，促进消化，为你的身体、大脑和思维重新充电。即使是在有更多交感神经系统激活的情况下，你也是有可能进入顺应模式的。包括我们人类在内的哺乳动物在获得安全感、满足感和关联感时，会变得更友好、更活泼、更富有好奇心和创造性。当大脑仪表盘上的绿灯亮时，你依然可以保持坚强不屈的品质，坚持自己的主张，热情追求自己的梦想，可以勇敢地站出来对抗不公，可以带着激情去生活、做爱和进行艺术创作，可以为你的孩子加油助威，也可以与三五好友一起对月狂啸，度过一个惬意的晚上。不管是安静还是活跃，在这种模式下，你的情绪总体上是保持积极向上的。

表 3-2 总结了三个操作系统的顺应模式。在这一模式中，你不会被施加压力和干扰，一切都按部就班、井井有条。你能体会到一种轻松、舒适的感觉，一种持续存在的一切皆好的感觉。或许不是超级棒，但是还好，而你也感觉还不错。你知道这是一种什么感觉，因为这就是在没有十分重大的亏损和干扰的情况下的你的静息状态。这就是你天生的大本营。你不需要脚蹬手刨地开出一条路才能到达。不管什么东西让你感到害怕、沮丧和受伤，到最后，你都会回到家里那片可爱的绿草地上来，它一直在那儿，即使有时思维的不安会形成雾霾和阴影将它遮住，但它一直在那儿。这就是你作为一个人的本质所在，了解这一点是多么地让人豁然开朗而又释然啊。

表 3-2　三个操作系统的顺应模式

典型特征	避免伤害系统	寻求回报系统	亲附他人系统
自我感觉	安全	满足	关联
世界观	保护	富足	涵盖
立场	自信	满足	亲近
应对方式	自我坚持	胸怀大志	关怀他人
相关行为	尊严 严肃性 克制	慷慨大方 创造性	同情、怜悯 和善、合作、关爱
中心体验	平和	满足感	爱
相关感觉	强大、冷静 放松 平静 一本正经 效率	感激、高兴 热情有活力 成就感 成功	被注意、被喜欢 被赏识、价值感 被珍视 感到自己与众不同

回家真好

大脑是人体的主要调节器。在反应模式中，大脑会告诉身体保存能量、学会自我加油和自我修补。我们祖先的大脑进化出这一模式，是为了做好压力性行为的预防、处理、终结和复原。举例来说，类鸦片内啡肽（endorphins）和大脑在亮绿灯时释放的一氧化氮（nitric oxide）都能够消灭细菌、缓解疼痛、减轻炎症。与致使健康恶化的致病性过程不同，有益健康的反应模式能够增进人体健康。反应性体验能够让你的思维、大脑和身体以一种顺应的方式为迎接未来的各种挑战做好准备。为了刺激我们的祖先去寻找顺应模式，顺应模式在进化中获得了令人愉悦的特性。顺应模式之所以让人感觉很好，是因为它们确实充满了积极体验。

当思维亮绿灯时，你的神经网络不再处于亏损或紊乱状态，你的下丘脑变得不再那么活跃。随着下丘脑这一主管干渴、饥饿、性欲等欲望的中心控制官安静下来，你的不满足感、压力和需要也会随之减弱。总体上，大脑中留给厌恶、贪婪和依附的空间越来越少。随着以损耗和干扰为基础的激励机制土崩瓦解，担心和易怒、失望和驱策、伤害和耻辱也会离你远去。随着你越来越完全地停留在顺应模式中，引起压力、恐惧、沮丧和心痛的潜在神经生物学原因渐渐消失于无形。

如果你已经感受到了安全和强大、成就和感恩，感到自己被人尊敬和喜爱，那么你就更能够获得基本的公正公平的心态，更富有同情心，对他人更慷慨。在核心需求被满足的感觉的滋养下，你天生的关爱之心会自由翱翔。

绿色的大脑是有传染性的。当你处于顺应状态时，它会帮助你把其他人也引向那个状态。当你心中没有怒气，既不逞强出风头，也不缺乏自信时，你挑衅他人的可能性也会大大降低；当你气定神闲时，别人也很难激怒你。积极循环因此得以继续。当一段人际关系变绿时，虽然也会出现误解、起伏和矛盾，但你会以一种顺应的方式来处理。你也可以用这种方式来处理家庭、公司和组织成员之间的关系。虽然你也会面临各种挑战，遇到竞争和对质的情况，但这些是以同理心和良好的意愿为基础的。

人类自然的静息状态，即大脑的顺应模式，是一个人实现心理健康、获得日常的安宁和效率、保持长期的身体健康、建立令人满意的人际关系和最大程度上实现个人潜能的基础。每内化一次积极体验，满足你的核心需求，就会对这一模式的神经基质

（neural substrates）起到一次强化作用。你甚至可以令自己的大脑对积极体验过敏，从而使它更快地将积极体验转变成神经结构。

好体验的维可牢

在人类祖先的进化过程中，他们需要对那些重要的、突显出来的事情做出反应：如果是根棍棒，就躲开；如果是根胡萝卜，就靠近。如果是跟我同一物种的一个善意的同类呢？就前去亲附。结果就是，大脑进化出了一种能够对好消息（比如朋友的面容）和坏消息（比如房间里冒出的烟味）做出反应的突显网络（salience network）。这个网络告诉你哪些是相关信息，你应该关注哪些、记住哪些。突显网络所传递出的信息指引着执行控制网络，后者位于额头后上部，是负责塑造你的行动、语言和思维的前额叶皮质（prefrontal cortex）的中心区域。

如果你正承受着压力，那么你的突显网络会变得对坏消息非常敏感。此时你处于红色警报状态，这种消极的致敏作用或许能帮助你生存下来，但同样也会让你感觉非常糟糕，并产生过度反应。通过内化积极体验，你可以让突显网络对好消息过敏，从而使其处于绿色状态。

使大脑对积极体验过敏的方式有很多种。扣带回皮质（cingulate cortex）的上部和前部就像内置的铃声，一旦发现你脱离既定的目标或计划，它就会发出响声（"最好赶紧回到正事儿上来"）。常规性地寻找机会内化积极体验，能够训练大脑的这一区域，确保你始终向着积极体验前进。或者以脑岛区为例，这一区域一边持续监控身体，一边向大脑报告身体的情况。通常，在偶有疼痛或消化异常现象的情况下，身体的核心功能能正常运转。反复转入一种温和且愉悦的身体功能健康状态，例如感觉到有好多空气可以自由呼吸，能够刺激脑岛区对一种每次呼吸都能感受到的非常重要的积极体验。

当然还有杏仁体，从很多意义上来说它都是突显网络的核心。杏仁体对好消息和坏消息均能做出反应。减少对坏消息的反应可以帮助你减弱焦虑和生气的感觉，但是仅仅依靠杏仁体，并不能为你增强幸福的感觉。鉴于此，你需要对积极体验做出更强烈的反应，也就是坎宁安⊖（Wil Cunningham）所说的"快乐的杏仁体"。

就杏仁体的激活情况来看，人们似乎可以被分成三组。有的人对积极刺激和消极刺激的反应强烈程度相同。有的人则有一个"臭脾气的杏仁体"，他们对消极刺激的反应要强过积极刺激，风险和痛苦对他们的影响要比机会和愉悦来得大。第三组人的杏仁体对积极刺激的反应要大过消极刺激。这一类拥有"快乐的杏仁体"的人，更专注于推进好体验，而不是预防坏体验。这就是所谓的"进取型取向"，它对人的身体和心理健康、人际关系和事业的成功有着巨大的益处。这一组人的积极情绪比前两组人的更多。实际上，这些更会享受快乐的人，会对位于人脑深处的依伏神经核（nucleus accumbens）产生更多的杏仁体刺激，依伏神经核是一个控制中心，负责启动个体做出追求目标的行为。在实际生活中，幸福感能够鼓励我们为实现自己的梦想而采取一些切实

的措施。

为什么大脑会进化出这种让臭脾气的杏仁体变快乐的能力呢？借助压力性荷尔蒙皮质醇（stress hormone cortisol）在其中起作用的恶性循环，杏仁体能够迅速对消极体验致敏。这帮助我们的祖先看清周围所面临的威胁，使他们的大脑变成坏体验的维可牢，从而在艰苦的环境中幸存下来。但是在好的环境下，无论是在百万年前的丛林还是在当今大多数人们的生活中，使杏仁体对积极体验致敏就是适者生存法则在起作用了，这一点将强化对机遇的亲近机制，从而帮助你的大脑变成好体验的维可牢。

积极体验，尤其是那些新鲜的积极体验，会刺激神经递质多巴胺的释放。当你内化积极体验时，你通常会延长多巴胺对杏仁体的输入时长。这种多巴胺的持续释放，使得它对积极的事实和体验的反应更强烈，并向你的海马体发出相关信号，基本上就等于在说："这个得留着，好好记住！"总之，不管是否通过扣带回皮质、脑岛区、杏仁体或突显控制网络及执行控制网络的其他部位，反复内化积极体验都有可能使你的大脑变得"更黏"（更有吸引力），而这又反过来增强你的积极体验，使大脑在积极循环中黏上加黏。

反应模式

大脑还有另外一种设置，这种设置的进化目的是帮助我们的祖先在面对各种威胁、损耗和排斥的阻碍时能够生存下去。多神经系统（multiple neural systems）持续不断地四处搜寻不对劲的感觉，不放过任何一丝反映出你的三个核心需求（安全感、满足感和关联感）没有得到满足的感觉。顺应模式是一种静息模式，消极偏见使得我们非常容易被颠出这一状态，进入反应模式。可能你会感到担忧或者愤懑，感到自己内心分裂成了不同的阵营，或者被冷落、被批评，这些情绪的侵扰会打破人体在顺应模式下的健康平衡，继而触发反应模式。当我们的祖先在食肉动物的虎口下绝境逢生时，当他们绝望地寻找到最后一粒粮食，或者不惜一切保护自己的孩子时，反应模式就这样进化而来了。

在红色模式中，杏仁体既向海马体发出警报，释放应激激素，又向交感神经系统发出警报，唤起你的逃战冲动（hyper-arousal of fleeing or fighting）。（如果个体此前有精神创伤史，那么杏仁体会极度激活副交感神经，使人表现得冰冷、麻木、冷漠。）今天，当我们为钱的事情焦虑，为工作上的一个项目感到有压力，或因为餐桌对面的人的一次蹙眉而感到受伤时，就是我们的祖先为谋求原始的生存而使用的神经回路在起作用。

反应模式假设存在我们眼下迫切需要解决的问题，它不会考虑我们的长期需求。在这种不安的超饱和状态（allostatic state）下（这种状态有时隐晦，有时激烈），人体所有的资源都被耗尽，一些类似加强免疫系统的项目被搁置，肾上腺素和皮质醇进入血液，大脑产生了害怕、沮丧和心痛的感觉。与此同时，消极偏见强化了储存在你隐性记忆里的消极体验。从广义上说，反应模式是渴望（这里我指的是从缺乏或紊乱的意义上说），以及渴望给你和他人带来痛苦和伤害的神经基础。有关大脑的这一设定的总结见表3-3。

表 3-3　三个操作系统的反应模式

典型特征	避免伤害系统	寻求回报系统	亲附他人系统
自我感觉	不安全	不满足	疏远
世界观	危险	稀缺	被排除在外
立场	厌恶	垂涎	被隔绝
应对方式	抵制	贪婪	依附
相关行为	姑息、僵持 逃离、对抗	驱策力、上瘾	自责、争吵、有成见
中心体验	害怕	沮丧	痛心
相关感觉	生气 动弹不得 挫败感 软弱 难以承受 无助	失望、失败感 伤心、悲恸	被伤害、被批驳 被抛弃 遭遇不公 受委屈 嫉妒 被激怒 羡慕 被拒绝 孤独 羞耻感 不自信 自我贬低

陷入红色

以生物学为基础的神经节奏让动物（包括人类）绝大多数时间处于顺应模式。幕后黑手是消极偏见，它负责创造一种偶尔的反应性情感迸发的倾向。这种迸发必须是迅速结束的——不管以何种方法。反应模式偏离了顺应模式这一基准线，而进化的结果是使得我们尽早地回归到基准线。仅仅进入红色模式就足以触发一个被设计用来帮你回归绿色家园的神经化学过程（此过程涉及天然鸦片、一氧化氮及其他一些化学物质），随后你会进入一段温馨而漫长的康复过程。尽管反应性体验会让人感觉不好，但是只要它们遵循进化路线的蓝图（保持偶然性、简短、有节制），它们是不太可能产生持续性的后果的。

不幸的是，现代生活的很多特点打破了这一古典设计。虽然绝大多数人不再遭受掠食、饥馑和致命冲突的威胁，但经常面临持续的轻度到中度不等的压力（例如同时处理多项事情，处理密集涌入的信息和刺激，抢时间一样地四处奔波，长时间的工作，以及迅速地转换身份），几乎没有时间进行顺应性复原。在野外生存时，常规的锻炼有助于个体将基于压力的皮质醇排出体外，然而定居的生活方式却使得皮质醇不断循环，从而使反应性不断增强，形成恶性循环。因为现代经济发展倡导消费至上主义，所以会不断地有人鼓励你去追逐更多的回报。与此同时，你对新闻中充斥着的痛苦和危险无能为力。所有这些都让你的大脑处于高度警觉状态，爬行动物时期、哺乳动物时期、灵长动物时期和石器时代形成的回路不断地闪着红灯：有点不对劲，小心！借助消极偏见的力量，这些体验被迅速地编译到神经结构中。同时，因为我们人类具有维持与当下环境无关的思维模式的独特本领，所以被内化的心理因素（如觉得无法按时完成所有任务的无力感）会在危险解除之后的很长一段时间内让你保持焦虑不安。

结果就是，虽然反应模式最初是被设计成对基准线的一个短暂的偏离，但是对许多人而言，它成了一个新的常态，即某种形式的慢性内在无依感。这可能不会给你带来很糟糕的感觉——你可能只是隐隐地感到有压力、被骚扰、紧张、易怒、筋疲力尽、缺乏自信、不舒服、闷闷不乐——但无论对你的幸福、健康还是人际关系，这都是非常不利的。

反应模式的代价

大脑进入红色模式会给你带来坏的情绪体验，让你的观点变得消极，削弱你的学习能力。它会吸收掉那些本可以用来创造快乐轻松的体验以及增进个体康复和成长的资源。它会使我们裹足不前，压制我们的自我表达，使我们不敢树立远大的梦想。它会通过暴饮暴食、酗酒无度以及过度沉溺于药物、电子游戏和色情作品等方式，催生出对存在的问题的自我安抚或自我治疗。与此同时，你身体的应激反应会停止建设和修复。红色状态之所以让人感到不好，是因为它本身就是不好的。这种不悦就是一个原始信号，预示着你应尽快远离这一状态，并且尽可能躲开它的侵扰。

我们不应低估反应体验日渐增长的影响力。日积月累，它们会成为导致精神抑郁及其他精神疾病的危险因素。许多心因性障碍症都与大脑这三个系统的反应极限有关。例如，广泛性焦虑（generalized anxiety）、广场恐惧症（agoraphobia）、创伤后应激障碍（post-traumatic stress disorder，PTSD）、强迫性神经官能症（obsessive-compulsive disorder，OCD）、分离性障碍（dissociative disorder）、社会性焦虑（social anxiety）以及恐慌症等都与避免伤害系统有关。药物滥用（substance abuse）或药物依赖以及其他一些上瘾症状则与寻求回报系统有关。不安全型依附（insecure attachment）、自我陶醉（narcissism）、边缘型人格障碍（borderline personality disorder）、反社会行为以及童年时期遭受虐待或被忽视的后果与亲附他人系统有关。

在你的身体里逐渐累积起来的反应体验叫作稳态应变负荷[⊖]（allostatic load），它会增强炎症反应，削弱你的免疫系统，干扰你的心血管系统。大脑中的稳态应变负荷会导致自上而下的执行控制中心（前额叶皮层区）、学习和记忆中心（海马体）以及其他区域中的神经细胞老化。它会削弱髓鞘化（髓鞘是神经纤维的绝缘体，它使神经兴奋信号沿神经纤维传导），从而削弱大脑不同区域之间的联通性，使其无法协调合作。举例来说，当有人向你发出挑衅时，你就很难做到时刻以大局为重。慢性压力（即稳态应变负荷）还会减少神经营养因子（neurotrophin）、脑源性神经营养因子（brain-derived neurotrophic factor，BDNF），而我们需要它们来保护神经细胞、促进学习，尤其是前额叶皮层区。

在人际关系中，"看见红色"有着强大的负面效用。那些贬低我或让我失望的人曾深深地伤害了我，而我也一直在用类似的方式伤害别人。试想一下，在一段非常重要的人际关系中被冤枉或被虐待会是一种什么感觉！在没有冲突的情况下，仅仅是把他人称为"他们"，也会降低我们同情他人的能力，增强我们贬低他人、将他人去人性化的倾向。与其他动物相比，人类更倾向于报复行为。反应使矛盾激化，矛盾又反过来助长反应，从而形成一个充满不满、积怨和睚眦必报的逐步升级的循环。

让我们后退一步，考虑一下更广阔的含义。大脑是人体最有

⊖ 也叫非稳态负荷、适应负荷，是神经学家布鲁斯·麦克尤恩（Bruce McEwen）发明的一个术语，指长期面对无休止的要求所产生的影响。——译者注

影响力的器官。大脑使人类反应过度，不开心，出现精神技能障碍，出现由于生活方式造成的疾病或人际关系出现问题的原因，这就是它的红色模式。

选择

顺应模式和反应模式，或者说绿色模式和红色模式，大脑的这两种运行方式是人类本质的基础。无论是面对大脑所服务的这些关键性的需求（避免伤害、寻求回报以及亲附他人），还是大脑进入绿色模式或红色模式的能力，我们都是没得选择的。我们唯一可以选择的是我们自己进入哪种模式。（有关两种模式的比较，见表3-4。）

表3-4　顺应模式和反应模式总结

典型特征	顺应模式	反应模式
自我感觉	安全、满足、建立关联感	不安全、不满足、疏离
世界观	被保护、充足、被包容	危险、稀缺、被排斥
立场	自信、充实、相关联	厌恶、垂涎、被隔离
应对方式	坚持、有抱负、关爱	抵制、贪婪、依附
新陈代谢	重新补集	枯竭
身体系统	增进健康	逐渐损耗
对健康的影响	有益健康	可致病
心理平衡	稳定、内环境稳定	精神紊乱、超饱和状态
中心体验	平和、满足、爱	恐惧、沮丧、痛心

生活在危险和痛苦、饥饿和损失、社交攻击与当众羞辱的阴影下的灵长动物和早期人类，其大脑在进化作用下倾向于通过恳求和忍受痛苦来生存。环境恶劣时，绝大多数个体会在年轻时死去，游团之间彼此害怕而又互相攻击。此时反应模式的短期收益

比其长期成本更重要。但一旦情况有所好转，人们便会渴望过上健康长寿的生活，数百万人需要用合作的方式生活在一起，此时反应模式的成本就大大超过了其收益。结果就是，大脑原本用于传递遗传基因的几个主要特征之一，在 21 世纪却成了一个设计缺陷，一个"漏洞"。对此你该怎么办呢？

你可以借助你的思维来把大脑变得更好。尤其是，你可以尽可能地让生活进入顺应模式，当大脑进入反应状态时，对其进行安抚，然后尽快返回到你的顺应大本营。相比产生压力、感觉不开心、与他人起冲突以及出现一些健康问题，这是一个比较好的解决方法。只要走上这条路，继续往下走就越来越不会脱离正确轨道，因为你的大脑将会越来越对正确轨道产生偏向。

建立顺应性偏向

我们在第 2 章中曾经说到，消极偏见具有五个特点，它会使你：（1）对环境中的挑战做出反应；（2）甚至在安全的环境中也感到不安、不满、不踏实；（3）从坏经验中过度学习；（4）变得更易对反应性敏感；（5）即使在警报解除后也要很久才能回到顺应模式。对这些特点我们并非完全无计可施。

随着时间的推移，内化积极体验真的可以将大脑的消极偏见转变为顺应偏向（responsivity bias），这种顺应性偏向具备五个完全不同的特征，能够帮助你保持关切、坚强、健康和快乐。第一，在受到挑战时是进入顺应模式还是反应模式，取决于被编排到你的大脑中去的是什么。反复内化积极体验，可以使你建立起内在力量，在面对生活的挑战时不会感到恐惧、沮丧或忧虑。第二，内化积极体验，可以一遍又一遍地向你展示此刻你基本上还是不错的，而且你的内心永远有属于感谢和快乐的空间，可以让你知道有人在关心你，你是有价值的。第三，积极体验的增多和内在力量的增强，能阻止消极体验潜入你的思维并在你的大脑当中扎根。随着精神花园里的鲜花越来越多，留给野草的空间就会越来越小。第四，正如我们在前面所看到的，你要让大脑对积极体验敏感，就要把它打造成好体验的维可牢。第五，如果你已经变得压力大、伤心、不高兴，那么只要确保自己在过程中开诚布公，就可以开始内化积极体验，并启动摆脱反应状态的康复过程。而且，在内化积极体验的过程中建立起你的内在力量，你的身体复原能力也会逐渐增强，你的思维也会越来越以一种根本性的平和、满足和爱的感觉为中心，概括来说就是你会更快速地从消极体验中复原。

内化积极体验能够带你回家，回到你与你自己的体验之间那种令人舒服的亲密感中，回到对生活充满自信的开放态度中，回到一种相信自己有能力控制甚至驾驭自己的思维的信心中。反应性的东西可能还是会找上门来（我就是这个情况），但是你将越来越能够将它控制在一个顺应性的框架中。母亲去世时，我感到悲伤而迷惘，但这些感觉就像广袤天空中的几团暴风雨云一样，而这个天空就是接受、感恩以及对家人的爱。即使大脑的其中一个操作系统亮起红灯，另外两个也依然闪着绿灯。举例来说，你可能会担心突如其来的账单（避免伤害系统），但也很开心能有一份稳定的工作（寻求回报系统），同时又感受到了来自伙伴的支持

（亲附他人系统）。

即使在条件恶劣的情况下，你依然可以采取大自然赋予我们的一些力所能及的简单行动，来削弱红色、强化绿色，并找回你的静息状态——这样的行动包括缓慢地呼气，或者回忆某个让你感到坚强的时刻，或者回味某种身体上的愉悦感，或者想想某个关心你的人，感受一下对自己的爱。这些并非什么奇幻治愈术，但是只要你付出时间和努力，经常实践这些方法，那么确保你大多数时间都处于大脑顺应模式的静息状态就是再自然不过的了。

对大多数人来说，宁静、满足和爱是三个非常重要的目标。它们是美好人生的奖赏和果实。另外，在经验依赖型神经可塑性的作用下，这些体验成了改造大脑的一个强大的方法，一条绝佳的路径。每当你内化一种安全感、满足感或关联感，这种感觉就会对大脑中的顺应回路产生刺激，而神经回路一旦受到刺激便会变强。借用一句藏语民谚，所谓内化积极体验，就是"以果为因"（taking the fruit as the path）。所谓幸福，无非就是一些巧妙的途径。

吸收精华

- 大脑进化经历了三个阶段——脑干、大脑皮层下区域以及大脑皮层，这三者与人类进化过程中的爬行动物阶段、哺乳动物阶段和灵长动物阶段有着不那么紧密的联系。与此进程相平行，迷走神经的两条分支也渐渐发展起来。
- 随着大脑的进化，大脑满足人类三个核心需求——安全感、满足感和关联感的能力，也相应地通过避免伤害、寻求回报和亲附他人这三个操作系统发展起来。

- 人类大脑的三个系统有两个根本设定，即顺应模式和反应模式。当你体验到核心需求被其中任意一个系统所满足时，大脑就会回到静息状态，此时它是绿色的，处于顺应模式。这种内环境稳定的状态，即大脑的大本营，在此状态下，你的身体可以自我供给、自我修复。与此同时，你的精神也处于一种大体平和、满足和被爱的状态当中。虽然你还是要经受生活中的各种挑战，但你会用一种潜在的安全感、满足感和同情心去面对这些挑战。

- 当大脑呈现绿色时，你不会被威胁、损失和拒绝所干扰，因此厌恶、贪婪、执拗等没有确实的基础。在顺应模式里，造成我们有压力、焦虑、易怒、被强迫、不满、悲伤、伤害、妒忌或与人冲突，即让我们遭受痛苦的燃料是很少甚至完全没有的。

- 当你体验到某个核心需求没有被满足时，在消极偏见的作用下，你的大脑会迅速转变成红色，出现战斗/逃离/僵化这一反应模式。在这种超饱和设定下，身体资源被消耗殆尽，一些身体建设项目被搁置。在红色模式中，你的大脑被恐惧、沮丧和伤心所占据。

- 爬行动物、哺乳动物、灵长动物和人类祖先通常会长时间处于顺应模式当中，但这不时会被短暂的反应压力打断，随之而来的是一个长时间的顺应复原期。现代生活用它无处不在的从轻度到中度不等的压力源，打破了这一古典模式。结果就是，反应模式成了许多人的正常模式，人们形成了一种慢性的内心流浪状态，这不仅对身心健康有害，也会对人际关系造成影响。

- 内化积极体验能够将你从反应模式当中拉出来，并强化大脑的顺应能力。当你把一种潜在的力量和幸福感糅进大脑中时，幸福感会变得越来越无所保留，越来越少依赖于外部条件。你会意外地发现，作为美好人生重要目标的平和、满足和爱的体验，实际上也可以成为实现目标的强有力的手段。

第二部分

怎 么 办

第 4 章　自我痊愈

　　我的一位朋友，在与伴侣幸福地生活了十几年之后，突然失恋了。那个他曾是她生命中的挚爱。他的离开，带给她无尽的空虚和失望。她去和朋友谈心解闷，做运动，做冥想，也看心理医生，所有这些都很有帮助，但她的悲恸依然那么强烈，有时甚至让她无法承受。

　　然后我的这位朋友决定，把内化积极体验加入为改善心情而做的这些事情中，很快，有些东西开始出现变化。"当我去跑步时，"她后来告诉我，"我会感觉很好。然后当我留住这种感觉时，它就好像在从身体往上升，渗透进我的脑子里一样。"同样的事情也发生在洗热水澡时，她会让那种放松的感觉慢慢沉淀下来。或者当完成一项工作时，她会拿出几秒钟的时间，去享受那种满足感。"悲伤和绝望开始慢慢离我而去。"几个星期后她说，每天拿出一些时间去内化积极体验，已经对她缓解失落感起到了切实的帮助。"我真心觉得它帮我学会了如何再次开心起来。"

我朋友的故事颇富戏剧性，但的确是真实的。我的朋友并没有试图用积极思维去掩盖她所受的痛苦和悲伤，而是放任自流，顺其自然，慢慢地过了几个月之后，悲伤离她而去。在此过程中，只要能够，她便会敞开心房迎接各种积极体验，充满活力的、放松身心的、心满意足的以及愉悦的。

接受积极体验，并不等于否定或抗拒消极体验，只是在认可、享受和使用积极体验而已。你应该了解全部的真相，了解人生这个大拼图上的每一块拼贴片，而不仅仅是那些消极的东西。你不仅要从自己身上发现那些积极体验，也要从别人身上、从全世界、从我们一起创造的未来那里找到它们。当你选择这么做时，你就已经在内化积极体验了。

内化积极体验四步曲

从理论上来讲，所谓内化积极体验，就是有意识地将积极体验内化到你的隐性记忆当中。它包含以下四个步骤：

拥有一个积极体验（have a positive experience）；

丰富这个积极体验（enrich it）；

吸收这个积极体验（absorb it）；

将积极素材与消极素材联系起来（link positive and negative material）。

先通过第一步激活积极的精神状态，然后通过第二、三、四步将其安装到你的大脑里。每一步的英文首字母缩略语正好组成**"治愈"**（HEAL）这个词。前三步完全聚焦于积极体验，第四步则是选择性的，但它作用强大：它通过那些积极的思维和感受，来安抚、减少并潜在地替换那些消极的思维和感受。

四步曲一瞥

我将在本章对四步曲做一个简单的总结，然后在第 5 ~ 10 章进行深入介绍。（如果你想先对这一方法建立起一个试验性的印象，可参见专栏 4-1 "内化积极体验之初体验"。）在实际的内化积极体验的过程中，是三个还是四个步骤通常不会那么界限明晰，但是当你最初开始学习这套方法时，明确区分开各个步骤的具体内容还是非常有帮助的。

第一步：**拥有一个积极体验**。留意在你意识的深处或意识中已经存在的一个积极体验，比如一阵身体上的愉悦、下定决心之后的快感，或者与某人之间的一种关联感。或者你也可以为自己创造一个积极体验。举例来说，你可以想一些让自己心存感激的事情，回忆一位朋友，或者确认一份已经完成的工作。然后尽你所能将类似的想法变成能给你带来精神鼓舞的体验，否则它们就只是一些积极思维而已。

第二步：**丰富这个积极体验**。确保这个积极体验停留 5 ~ 10 秒甚至更长。敞开胸怀迎接其中所蕴含的感觉，并尝试用你的身体去感受它，让它充满你的思维。要好好享受它。温柔地鼓励这个体验来得更强烈一些。寻找其中的新鲜或新奇之处。确认它与你的关联性，它能如何滋润你的心灵，帮助你，或者让你的生活发生重要的变化。让这些神经细胞能够真正地同步激活，从而真正形成紧密的关联。

第三步：**吸收这个积极体验**。有意识地引导体验与你融合，并仔细体会那种感觉。让它真正进入你的思维当中。或许你可以把它想象成筛落而下的金粉，或者想象成柔滑的香脂在放松你的身心，又或者像对待一件珠宝一样把它珍藏在你内心深处的百宝箱里。要让这份体验成为你的一部分，成为你内心的一个资源，使其可以跟随你到任何地方。

专栏 4-1　内化积极体验之初体验

你想不想体会一下内化积极体验是什么感觉？我建议你在进行前三个步骤时，可以注意下面几个小提示，第四步我们将留待第 8 章讨论。现在就采纳我的小提示，自行开展你的前三个步骤吧。

- 留意一些在你的体验中已经存在的愉悦的事情，比如呼吸的放松感、舒服自在的感觉或好奇心。
- 在当前你所处的情境中找一些好的东西，比如一些坚固的、精致的、保护性的、有用处的、美好的东西，如一把舒服的椅子、窗外的一棵树、墙上的一幅画。
- 想一些能让你开心的事情，不管是最近发生的还是过去发生的，哪怕是能有一个栖身之所这么简单的事。
- 回忆一些能让你感觉到被关心的人。这个人并不一定与你有一段完美的关系，但他的关心（对你的热情、希望你有好心情）是真诚的。

- 回想一些你喜欢的人。
- 回想一些能够帮助你感到强大、平和、感恩、开心、被爱以及爱人的事情。

第四步：**将积极素材与消极素材联系起来**。当你的意识中有一个活跃而稳定的积极体验时，同样也要意识到在意识的深处还有一些消极的东西。举例来说，如果你近来产生了一种被接纳、被喜欢的感觉，那么你可以用回味过去曾有过的孤独感的方法来感受这一体验。如果有消极素材劫持了你的注意力，一定要忘掉它，让注意力只集中在积极体验上。当你感到自己已经重新定位到积极体验上时，如果你愿意，也可以让消极体验存在于你的意识当中。无论何时，只要你想，就可以随时放掉那些消极体验，只留住那些积极的。然后，为了将消极素材连根拔起，在接下来的1小时里，只去想那些中立或有积极意义的事情，多想几次，同时也回想一下那些已经跟消极素材联系在一起的中立意义的事情（如人、情境、观点等）。

做内化积极体验的高手

虽然还没有实践，但你已经了解如何内化积极体验了。我们都曾有过饱食一顿美餐或和好友愉快相处的体验。就像许多其他技能一样，你十有八九也可以变得更善于内化积极体验。因此，在这里我将为你提供一些建议。在你使用这些建议的时候，记得要去体会内化积极体验带给你的感觉，这就像在树林里给你走过的小路做上标记，这样你就可以原路返回了。

学会欣赏细节

大多数好体验来临时都不是大张旗鼓的，比如写完了一封电子邮件，电话没出故障，你有朋友。而且，大多数好体验都是相对温和的，如果说激烈程度是从 0 ～ 10，它们大多属于 1 或 2。但不管怎样，这些好体验仍然很重要，而且它们也可以随着时间不断积累，进而改进你的大脑。

为好体验寻找好时间

通常你需要按照生活的节奏来内化积极体验。写到这儿，我看到我们家的棕银猫在我书桌上蜷起来，这让我产生了一种舒适的感觉，这就是可以内化的好体验。随着生活的继续，你要记得寻找机会让好体验渗透到你身心中来。

你也可以在一些特定的时间去内化积极体验。举例来说，一觉醒来时，你可以回想一个对你来说有重要意义的体验，比如对他人的好意。吃饭是一个能让人心中充满感激的传统时刻。人的思维在就寝前是非常开放的，所以无论白天多少事情让你觉得不顺，一定要找出一件让你顺心的事，对它敞开怀抱，迎接那种舒适感的到来，让它抚慰你进入梦乡。

请按照你的方式来

人们内化积极体验的方式是多种多样的，这是完全正常的。以感恩之心为例好了。有的人可能会通过概念的形式来感恩。我折服于万物存在这个事实本身，我赞叹宇宙包容我们并与我们同在。多么美妙的恩赐！有些人可能会从更具体的角度来产生感恩之心，比如感恩有一位好朋友。家庭背景也有一定的影响，在有些家庭里，分享快乐是一件非常温暖并能拉近彼此距离的事情，而对另一些家庭来说，积极体验则是一件更偏私人化的事情。

享受吧

有时候让自己拥有一个好体验可能不是那么容易的一件事。这个时候可以尝试一下"朋友测试法"。试想如果你的朋友有享受某种积极体验的机会，你会希望他如愿以偿吗？你会不会希望你的朋友能够好好地享受这段体验，并将其中的积极的东西全部内化呢？如果是，对你自己抱持同样的期望就是完全合理的。这并不是说要你透过玫瑰色的玻璃去看这个世界，而是说要校正大脑透过被烟熏黑的玻璃看世界的倾向。通过内化积极体验，你会变得更善于处理坏体验。这并不意味着要你在感到压力大或者失望时强颜欢笑，但是当机会真的来临时，为什么不让自己感觉好一点，同时增强一下内在力量呢？

当然任何体验，无论多积极，都是短暂的、暂时的。所以当你内化一种好的感受时，一定要专注于当下，好好享受那种如春风拂面般流经你的意识的感受，千万不要试图去抓住它，要对它敞开胸怀，任它自在游走，让它轻轻沉淀在你的内心深处。

为了你自己

要想内化积极体验，你必须先建立起想帮助自己的想法。一切都是为了你自己，不是为了与别人对抗，你要完全站在自己这边，支持自己，这是所有活动取得效果的基础。失去这一立场，你将没有动力为自己争取，为自己代言。不幸的是，出于某些原因，比如童年时经常遭受批评等，很多人都无法像善待朋友那样善待自己。过去越没有人站出来支持你，今天你就越需要支持自己（有关内化积极体验，进而加强这种自我支持、自我鼓舞的感觉，如专栏 4-2 所示）。

专栏 4-2

为自己代言

本练习采用的是内化积极体验四步曲中的前三个步骤。你可以按照自己的喜好采纳我的建议。

- **拥有**。留意一下已经存在于意识中或意识深处的任何能体现出为你自己代言的特性。也许你能体会或者感觉到那种下决心一定要顾及自身需求的决绝态度，或者对自己寄予的美好愿望。如果没有，就去创造这些感觉。回想一段你曾坚定地捍卫自己利益的时光，或者一段曾自我拥护、自我肯定的时光。如果对你来说支持自己比较困难，那你可以先从回忆一段支持别人的经历入手。体会一下那是一种什么感觉，然后试试看你能否把这种态度转移到自己身上。不妨试着描绘一个画面或者启动一段回忆，在其中你还是一个柔弱少年，试试看你能否对这个少年产生支持、赞同的感觉。

- **丰富**。敞开胸怀迎接这种感觉。让它充盈你的身心，并逐渐加强力度。和它多待一会儿，帮它延长持续时间，在你的大脑里为它建一个避难所。要留意该体验的各个不同方面。想象一下如果要表现出自我支持应该有什么样的言行举止，然后把你的姿势和面部表情向这个方向调整。要了解做到自我支持会在生活和工作中起什么样的重要作用。

- **吸收**。指导并体会这一自我支持的感觉是如何与你水乳交融的。让这种好体验成为你的一部分。放心地把自己交到它手中。让善待自己、祝福自己渐渐成为你对待自己的方式。

习惯成自然

人的大脑是一个物理系统，就像肌肉一样，越练习越强大，所以要把内化积极体验当成你日常生活的一个常规组成部分。虽然在一开始会显得比较刻意，但你会渐渐变得自动自发，直到最后遇到好体验就会不假思索地将其糅进大脑。你甚至可以程序化地内化最简单的体验，正如下面这位男士所写：我喜欢在每次吃橘子时内化积极体验。每天我至少吃两个橘子，所以我就有机会经常体验这美妙的时刻。我一边剥开橘子皮，一边轻轻闭上眼睛，吸一口这沁人心脾的气味。我让这种开心的感觉停留在大脑当中，想着我是世界上第一个看到这个橘子内部并尝到它的果实的人。虽然整个过程持续不到一分钟，却能给我的情绪和精力水平产生巨大的积极的影响。一整天我都在期盼着这一刻的到来。

内化你所需

HEAL 四步曲可以用来帮助你内化任何积极体验，然而正如你可能已从自身生活中看到的，相比其他体验，有些体验会更让你感觉到被滋养。如何才能专注于那些对你最有帮助的体验呢？这就要求内化积极体验变得更加个人化——也更美妙了，从而使你能够内化那些专门用于满足你自己的需求和愿望的体验。

或许你希望能少一些焦虑、不安全感和自我批评，或许你正在处理生活或工作中一个棘手的情况，或者想让自己有更大的动力去多运动、少喝酒，又或许你只想让自己活得更开心些、更放松些，有更多被爱的感觉。如果你内在力量更强大些，会给生活带来哪些变化呢？

借助大脑的三个系统，我们可以更好地回答这个问题。当你感到焦急、紧张、费劲或无助时，会触发避免伤害系统，所以你会特别得到与此系统相关的资源体验的帮助，如保护、安全感、轻松感、力量和自我控制等。悲伤、失望、沮丧、驱策、压力以及无聊等与大脑寻求回报系统有关，用感恩、快乐、成就感和满足感这些相关的资源体验来应对再好不过。而当你感到被孤立、被伤害、不自信、嫉妒、孤独、怨憎以及被刺激时，牵涉其中的则是亲附他人系统，此时类似归属感、自我同情、被欣赏、来自他人的友谊、和善以及自信果断这些资源体验特别有帮助。

换句话说，解决问题需要用与其相称的方法。就好像得了坏血病，就需要服用维生素 C。多年来我一直试图通过堆砌成就的方式来满足自己渴望被爱的需求，一个人人都有的需求，但一点效果都没有，因为我一直在用寻求回报型的解决方案，去解决一个亲附他人型的问题。这就等于想治坏血病，却采用了补铁的方法，当然无济于事。借助亲附他人型的体验（例如感到被重视、被接纳、被尊重、被喜欢、被珍惜），我才逐渐满足了自己的这种需求。

那么你的维生素 C 是什么呢？它可以与眼下的情况相关，可以是与他人的长期不和，也可以是童年时期的一道旧伤。当你知道自己想内化并使其在自己内心深处生长的东西是什么时，你就可以在日常生活中寻找机会去体验它，并借助 HEAL 四步曲将其安装到你的大脑里。通过这种方式你做到了自我支持，成了自己的好朋友，为自己提供了所需的心理滋养。一旦安装成功，下次你启动内在力量就更容易了，然后你就可以重新安装这种体验，在积极循环中强化其神经示踪。当然你也可以用这种方法来处理不止一种资源体验，以获取不止一种维生素。

下面这个例子，讲的是专门以满足个人需求为目标而进行的体验内化，其中所涉及的系统是避免伤害系统：过去有一段时间我经常遭遇突发恐惧症，所以每天我都会来到我家的后阳台上，凝视我的花园。我会看着我喜欢的植物，聆听周围各种昆虫的鸣叫声，看鸟儿在树枝间起落，阳光从树叶间照射进来。我会拿出几分钟的时间来内化在花园感受到的这种安全感。有时我会把这种自信平和的心境想象成一个金色的保护球，让它包围着我。然后，我会从花园里捡起一样小东西，放进口袋里。一旦我感到焦虑，我就会拿起这个小东西，去体会那种身处花园的感觉，让大脑回想起这种力量和平静的感觉。

即使你无法得到自己想要的全部体验，至少也能得到部分体验。你总得有一个切入点，那就采取眼前所见的步骤吧。我刚进大学时还是个非常害羞的人。一天晚上，室友问我是否想和他以及一群年轻的女士一起出去。这让我非常紧张，但这能使我朝着我明知自己所需要的人际关系体验迈出一步，所以我强迫自己跟他一起去，并且保持安静。结果还不错，他们对我很和善，我感受到了被接纳。随后的几天里，我时常在脑海里重放那天的经历，一遍又一遍地内化这种好的感觉。这帮助我在下一次被邀约一起外出时态度更开放了一些，且给我带来了更丰富的被需要、被欣赏和被喜欢的体验。就这样，好事一桩接着一桩，我在大学期间真正实现了破茧而出，走上了一条高中时书呆子似的我曾经想都不敢想的生活轨迹。近 40 年过去了，回首当年，我清楚地看到通往这条道路的关键一步，就是那一晚我对室友说了"好"。

积极体验，益处多

要想内化积极体验，还是要付出一点努力的，尤其是在最初的时候。而且你内心可能存在一些阻碍你内化积极体验的东西，比如你可能坚持认为感觉良好是一种自私的行为（要想打破这层障碍，参见第 9 章）。动力是你坚持做所有事情的关键所在，因此了解为什么要内化积极体验对你而言是非常有帮助的。这里我将对这个练习的好处进行总结，其中也包括之前曾提到的一些内容。

多拿出几秒钟的时间来对积极体验做一番回味（哪怕只是一

次呼吸带来的舒坦的感觉），有助于把一个瞬间的精神状态转变成持久的神经结构。日积月累，你就可以在内心的储藏室里装满你所需要的各种力量和勇气，例如感到轻松自如而不是暴躁易怒，感到被关爱而不是被亏待，感到自己足智多谋而非一事无成。这些力量能够促进生活的幸福安康并提高（工作）效率，治愈像焦虑症这样的心理问题，还能支持创新，促进自我实现，提高内在的修行（spiritual practice）。

从根本上来说，内化积极体验是很多人在事件和对事件的反应中被推来搡去时的一种寻求积极心态的方式——要像铁锤般雷霆万钧，而非铁钉般小修小补。这也是一种重视自己的方式，这一点在你得不到别人的重视时尤其重要。这个练习能够把你带到此时此刻的情境中来，并减少反刍，即一种大脑对事情反复咀嚼，从而使精神和身体健康更容易出现问题的行为。它能让你更加善于控制你的注意力，从而使你始终专注于那些对你和他人有益的事情，并将它们与那些有害的事情区分开来。在此过程中，你将令你的大脑对积极体验敏感，从而实现一个更加意义深远的目标——让你的大脑成为好体验的维可牢。

通过内化积极体验来增强内在力量，就像给帆船加固龙骨，以减少狂风带来的冲击，帆船就能更快地从狂风暴雨中复原，你也就可以安全地一头扎进深水里去追寻你的梦想了。你能把享乐的时刻转变成一种更根本的满足感和意义，即幸福的安康（eudaimonic well-being）。在一种积极循环里，感觉好起来能够促使行动好起来，继而推动外部世界对你友善有加，从而帮助你真的感觉好起来。

内化积极体验并不是追逐愉悦或驱赶痛苦，而是为了结束这种追逐或驱赶。当好体验进入你的大脑时（当你已经感到平和、满足和爱时），身心的安康渐渐变得不再有所保留，更少依赖外部条件，如伴侣是否和气，工作是否顺心。当积极精神状态变成积极神经特质，你就会渐渐获得一种内心自然生成的幸福感。

日常生活中的珍宝

如果需要内化的好体验比较多，那么你可以每天内化积极体验 5 ～ 10 次，每次 10 ～ 30 秒——最多不超过 5 分钟。这不会占据你太多的时间，你也不会因此而变得自我陶醉，或积极过头。你依然能够辨别挑战之所在，依然会不时产生糟糕的感觉。你不会讳疾忌医，不会忽视财务上的问题，也不会误解在别人那里受到的冷遇，或者麻痹到忽视痛苦的情绪。你不会忘记，在你身边以及世界上的各个角落，每天都发生在几百万人身上的不幸也有可能发生在我们身上。

好事坏事不会两两相抵。即使你过着困难重重的生活，在你的周围也依然有很多好事，它们或大或小，共同支撑着你和他人的幸福与安康。巧克力可口诱人，美景处处见，佳音处处闻，你每天都确确实实地完成了很多事情，也给别人带来了变化。你可以享受无数人辛苦工作所结出的硕果，正是他们缔造了今天的这个世界。拧开水龙头就有水，打开开关就有光。你何其有幸，拥有一副人类经过 35 亿年艰苦卓绝的雕琢进化而来的身体、大脑和思维。从更宏大的层面上说，你获得了来自整个宇宙的馈赠。所有比氢质量大的原子（空气和水中的氧、牙齿和骨骼中的钙、血液中的铁等），都是从恒星内部诞生的。可以说，人类是用星尘做成的。

在这个世界上，总有人希望你好，有人喜欢你，还有人能看到你身上的长处。因此几乎可以肯定，是有人在爱着你的。你的好心好意都是真实存在的。你过去曾经创造了很多的善，今天继续还在创造着。跟我一样，你并非完人（人无完人），但你是个好人。

无论好事藏得多么隐蔽，好事总是持久而丰富的。此时此刻（以及绝大多数时刻），你感觉不错。每个体验的时刻总是充满了几乎令人难以承受的浓重感。你持续地和各种事物建立关联。如果你对某些超自然的如上帝、灵魂或其他任何对你有意义的事物有了体会，那么这也是一种无与伦比的善。

除了当下存在的好事，在你的过去和未来也有一些好事。想想那些你曾经历的快乐的、充实的、意义非凡的时光，或者想想你的一些成就，以及那些看到你的闪光点并爱着你的人。想想未来，想想那些可能发生的好事以及你所能给予和收获的爱。

每一天都像一条蜿蜒向前的小路，路上撒满了各种各样的珍宝，珍珠、钻石、翡翠、红宝石，每一个都象征着一个获得积极体验的机会。不幸的是，大多数人都只是匆匆而过，丝毫没有注意到它们。而且即使他们真的看到一件珍宝，也很少对其产生什么感觉。一件件无价的珍宝就这样被忘在了身后，永远地消失了。

但你不一定非要重蹈覆辙。你只需要有一点能动性和技巧，每天时不时拿出几秒钟的时间，就能把这些美丽的珍宝带到你的大脑和你的生活当中去。那些让你感到轻松、快乐、平静、坚定、愉悦、顿悟以及关爱的时刻，都会变成你的神经结构。

每天或许只有几件珍宝，但是日复一日，逐渐累积，它们就会变成能够持续存在的好体验。这就是小事物的规律：恶虽小，但积少成多也会让人苦不堪言；善虽小，但日积月累也能让人收获幸福。我经常赞叹区区几个片刻的体验竟能给我的思维以及其他很多人的内在带来如此巨大的变化。这让我内心充满了希望，因为我们最能掌控的正是这些不起眼的小事情。过去无法改变，但你完全有能力在你人生接下来的几段时光里吸纳其中的正能量。正如民谚所云：如果你能过好每一分钟，那你自然也能过好每一年。

吸收精华

- 内化积极体验就是主动寻求将积极体验内化为隐性记忆。这一过程包括四个步骤（第四步可选可不选）：①**拥有**一个积极体验；②**丰富**这个积极体验；③**吸收**这个积极体验；④将积极素材和消极素材建立**联系**。我们将这四步称为 HEAL 四步曲。第一步激活积极体验，第二、三、四步将积极体验安装到你的大脑里。

- 内化积极体验是一个自然的行为。我们都知道其基本原理：拥有一个积极体验并好好享受个中体会。就像世间所有技巧一样，你可以通过学习和实践更加熟练地掌握这个方法。

- 大多数积极体验都是相对短暂而温和的，但是如果每天内化积极体验六七次，每次持续不少于半分钟的时间，久而久之将会对你产生较大的影响。

- 你可以在日常生活中随时内化积极体验，也可以在一些特定时间（如进餐时或就寝前）内化积极体验。

- 内化积极体验意味着要善待你自己。如果你像很多人一样难以做到这一点，那么可以刻意创造并内化一些支持自己、赞同自己的体验。

- 有些体验特别具有内化价值。当大脑中的避免伤害系统遭遇威胁时，你需要一些与此直接相关的核心体验，例如受到保护的感觉或充满力量的感觉。寻求回报系统和亲附他人系统也一样。你可以借助 HEAL 四步曲来寻找并内化这些能给你带来实际帮助的体验。

- 释放一些看似平常的体验所隐藏的能量，这一看似简单的练习能够增强适应和复原能力，治愈你的悲痛和机能障碍，改善人际关系，促进身体健康，并帮助你建设持久的幸福生活。

第 5 章　留心积极体验

　　本章旨在帮助你学会留心（noticing）那些已存在的积极体验，第 6 章则将继续探讨如何创造新的积极体验。这两章涵盖了有关激活（activate）积极体验的内容，即内化积极体验的第一步——拥有。接下来的第 7、8 章将介绍如何借助内化积极体验四步曲中的第二、三、四步（丰富、吸收、联系）把积极体验安装到你的大脑中。在第 9 章中，我们将把此前几章学到的方法运用到特定情境中（如人际关系），解决具体问题和需求，如用自信取代焦虑，用快乐取代悲伤，用自我疼惜取代自我批评。第 10 章将提供 21 种关于核心体验和内在力量的指导练习。（本书的指导练习会有一些重复的建议，如果你不喜欢，你可以跳过这些重复的建议。）

　　内化积极体验四步曲中的第四步可以发挥有力的作用，但它必须被巧妙使用，因为这一步会涉及一些消极的心理素材，如愤怒、悲伤、耻辱等。在于第 8 章深入探讨第四步之前，所有的指导练习将仅包括前三步。

内化积极体验是一种实验性而非概念性的练习，让我们从一个人们能直接体验到的积极体验开始吧。

留心一种快乐的感觉

你可以拿出最少半分钟的时间来进行这项活动，睁眼闭眼均可。你可以同时从事其他活动，但是在最开始的阶段，如果你先停止手上其他活动，应该能够获得更好的感觉。

1. **拥有**。在意识中或意识深处寻找一个业已存在的快乐的感觉。比如顺畅呼吸所带来的放松感，或者一种让人舒服的温暖或凉爽的感觉，又或者一种感觉到自己活着并充满活力的感觉。这种感觉可能非常微妙或者温和，但依然让人感觉很好。或许还有其他一些让人不舒服的感受、想法或感觉，但没关系。就眼前来说，你只管放手，并且把注意力集中到快乐的感觉上即可。当你找到一个快乐的感觉时，便可以进行下一步了。

2. **丰富**。留住这种快乐的感觉，并对其进行一番小小的探索。这是一种什么样的感觉？帮助这种感觉维持得久一点。集中注意力持续 10 ~ 20 秒钟，甚至更久。如果注意力偷偷溜走，就把它拉回来。向该感觉敞开你的大脑和身体，不要有压力，不要紧张，看看这种感觉能否变得更充实、更猛烈。好好享受这种感觉，让它所带来的愉悦感帮助你延长它驻留的长度。试试看能否通过一些小动作来使这种感觉具体化，例如移动你的身体好让呼吸更彻底，或者让自己的笑容更温柔。

3. **吸收**。在第二步过程中及结束后，刻意引导并体会快乐的感觉与你相互沉淀、水乳交融。

看看结束练习后自己是什么感觉，建立起对内化积极体验的感受体验。

如果你找不到任何快乐的感觉，那就意味着要么你此刻正承受着使人坐立难安的痛苦（希望不是这样），要么就得多试几次。在迈出内化积极体验的第一步时出现困难是很正常的，而且人们也很容易轻视问题。在与思维领域打交道时，树立起温柔但坚定的探索精神是非常有帮助的。别放弃，继续找。现在找不到积极体验，没准儿它过会儿就会出现呢。

体验的旋律

聆听一首歌曲时，你可以听出它的不同组成部分，哪里是声乐，哪里是吉他伴奏，哪里是钢琴，哪里又是鼓声。相似地，人的体验也有不同的组成部分，包括想法、感觉、情绪、欲望和行动。就在我动笔撰写第 5 章之前，吃饭时，我的儿子和女儿一起发出了颇具感染力的笑声。我的体验之"歌"就包括：想着他们多么在乎彼此，看着他们幸福的笑脸，感受作为父亲的那种牵动感，渴望他们永远像这样爱着对方，以及倾身向前，好沐浴在他们温暖的光晕当中。

通常，人们所吸纳的体验是整体性的。当我在家附近的小山上远足时，美丽的风景、浑身充满活力的感觉以及身在户外的快乐，这些感觉都是混合在一起的。学会区分体验中的不同组成部分是非常有意义的。更了解体验的各个方面，能够给你带来更强的融合感（integration）以及内在完整感，而且还能使你像调节音量一样调高你所需部分的声音。你可以专注于这样一种想法，即别人的幸福主要取决于他本人而不是你，专注于身体里放松的感受，专注于平静的情绪，专注于不过分追求完美的欲望以及能使你摆脱堆积如山的电子邮件的行动。留住体验的一部分，能够在当下那个时刻为你带来益处，而且还能帮助体验沉淀于大脑，这使得将来重新调动这一感受容易得多。

那么就让我们来对体验的几个主要组成部分及它们所能给予你的犒赏做一番观赏吧。看你能否在每个部分都找到一些对大脑来说多多益善的好东西。例如，失望的时候你可以专注于感激之心，压力大的时候则可以去体会放松的感觉。

想法

人的想法包括事实性知识、概念、信仰、期望、观点、洞见、想象和记忆等。有些想法是文字性的（如在内心里自言自语），有些则是图画或文字和图画的组合。

许多研究展示了以改善思维为目标的认知疗法的成效。例如，在我二十五六岁时，我意识到成长过程中的我一直是一个书呆子，而非懦夫。这一想法对我来说非常重要！有一次一位女顾客走进了我的办公室，她慢慢地吐出一口气，对我说，她一直在想"我丈夫酗酒并不是我的错"。这一想法帮助她不再为丈夫的酗酒问题而责备自己，并使得她能够更加直接地与丈夫交谈。内化真实有用的想法好过内化虚假有害的想法。好的想法包括更加准确地看待自己、他人、过去和未来，理解你的行动如何导致不同的结果以及全面且正确地理解事物。

想法当然非常重要，但总体而言，让我们感到特别享受或特别痛苦的，还是我们所感受、体会、渴望和实际在做的事情。因此本书所涉及的练习，将更着重于你的体验中这些更具体的部分。

感受

这是视觉、听觉、嗅觉、味觉、触觉和内感受（interoception，身体的内部感受，如胃部的饥饿感）的王国。感受（sense perceptions）是通往快感、放松、活力和力量等各种体验的途径。

每一种感受都可以是通往快感（pleasure）的入口，比如看到一条漂亮的裙子，听到一首动听的歌曲，咬到一口鲜美多汁的桃子，闻到新鲜出炉的面包的香气，甚至挠痒痒，或者坦白讲吧，终于找到一个厕所。除本身令人享受外，快感通常还会减轻你的压力感，并启动摆脱压力的复原过程。快感是一种被低估的身心健康之源。当你找到它时，一定要让自己完全沉浸其中，正如这位男士所写：在我位于北卡罗来纳州的公寓附近，古老的山脉绵延不绝，它们跨越天际，让我觉得我身体的每一部分都被它们慷慨接纳。当眼前的景色被我吸收进脑海中时，我感到有一道拉链，从头到脚把我打开，那种被释放的感觉太奇妙了。我让自己完全沉浸在这壮丽辉煌的景色中，日后每次回想起来，我都感觉棒极了。

放松（relaxation）所涉及的是神经系统当中负责"休息和消化"的副交感神经一侧，即负责战逃反应的交感神经一侧的平衡面（counterbalance）。与快感很像，放松也可以降低压力，此外，放松还能加强免疫系统，增强适应力，降低焦虑。当你进入深度放松状态时，你几乎不可能感到伤心难过。

活力（vitality）会让人感到紧张，就好像你看到自己支持的球队赢得一场比赛，或者跳舞和做爱时所体验到的兴奋刺激感。但是大多数情况下活力是非常温和的，正如那种单纯地感到自己还活着的感觉。不管这感觉来得是猛烈还是微妙，当你在工作或生活中感到疲惫、忧郁或负担过重时，内化活力的感觉都是特别有帮助的。

有些关于力量的体验有一种"一击即中"（ka-pow）的性质，但更多关于力量的体验拥有的是持久的忍耐力，如熬过艰难的童年、经营人际关系、日复一日地上班下班等。有一天晚上，我看到一个男人下夜班后拖着沉重的步履回家，从他的动作和面部表情中我看出，他是拿出了巨大的毅力才得以坚持往前走没倒下的。

情绪

情绪是由感受和心情组成的。感受是具体的，通常相当短暂，由内在或外界的刺激引起。朋友对你微笑会让你感到快乐，然而一分钟后，他盛气凌人的评论又可能激起你的怒火。心情则是比较扩散的，持续时间长，独立于刺激而存在。就如同悲伤是一种感觉，抑郁则是一种心情。

感受会助长心情。举例来说，反复内化快乐和感恩的感觉，将有助于个体建立起满足感。反过来，心情也会助长感受。例如，对生活基本的满足感能够滋养感激和愉悦的感受。吸纳积极感受能够改善你的心情，进而给你带来更多的积极感受，这反过来又进一步改善你的心情。

世间最甜蜜的情绪之一当然是爱了。下面这位女性曾这样告诉我：每天晚上关灯前，我都会去看一眼我那熟睡的年幼的儿子，轻声对他说"愿你幸福、健康、安全、平和"。在做这件事情时，我所感受到的爱在我的心中沉淀了下来。一天晚上，直到我回到我的房间，盖上被子，心中的喜悦还在持续蔓延，于是我决定让这种感觉延伸到我的丈夫身上。我想着自己是多么爱他，那种喜悦的感觉便如潮水般不断地向我涌来。黑暗中，我不禁露出了一个灿烂的笑容，此刻我是一个非常幸福的人，伴着这种感觉，我进入了梦乡。

欲望

我们人类的欲望包含希望、愿望、渴望、需求。动机和爱好，价值观、道德感、志向、目的和目标、厌恶、驱策力、依附、恳求以及各种形式的上瘾也包含其中。欲望可以以外部世界为目标，比方说，希望别人不要忽视你的需求；欲望也可以是内在的，如希望自己在出言反对某种处理方法时坚定一些。积极的欲望会带来幸福和益处，比如口渴时会想喝杯水，消极的欲望则会带来痛苦和伤害，好比压力大时想抽烟。

因此，当你体验到某种积极的欲望时，注意它，并内化它。

要注意思维当中那些支持好欲望的因素，如决心、毅力、信念等，将它们一并内化。当你没有把坏欲望付诸行动时，留意一下这么做带来的好的结果，并内化你自己努力换来的那种解脱感、满足感和价值感。

行动

我使用"行动"这个词来涵括我们做出的行为、我们的面部表情、姿势、我们说出或写下的文字，以及造成我们可观察行为的内在倾向和能力，例如对受伤害的人施以援手的倾向以及做一个富有同情心的倾听者的能力。你可以在从事某些活动或哪怕只是想象自己这么做的时候，把你想保持的行动记下来，以此来让自己的行动更有效。举例来说，假如你想让自己在面对死缠烂打的人时能更加坚定、坚决，就将你的身体经常向前倾而不是向后仰，要挺胸，姿势要自信，说话要果断，然后当你真正去做或想象自己做这些动作时，让这种体验驻留至少十秒钟，帮助它沉淀到你的身体里。

有一位女士曾经用这些方法来帮助自己改变为孩子们做学前准备的方式：我的两个女儿（一个七岁，一个九岁）喜欢睡懒觉，叫她们起床从来都不是一件容易的事，所以我们家的早晨通常都是在仓促、繁忙和烦躁中度过的，直到后来我决定换一种新的方式。我开始每天一大早就分别走进她们的房间。靠在女儿们睡熟中的幼小身躯旁边，我一边在她们的脸蛋上轻轻一吻，一边深深地呼吸着她们的气息。她们身上依然带着一股婴儿的味道，但是我知道这味道不可能永远持续下去。这些母性情怀在我心中沉淀下来，让我对这种叫醒女儿的方式感到满意。在她们熟睡时，我吸收了她们的婴儿香中所蕴含的美与善，让它在我心中驻留良久，这让我感受到了巨大的幸福！接着，我一边逗弄一般地用手指轻轻梳理着她们的头发，一边叫她们起床，这一系列动作所带来的甜蜜的感觉已经成了我人生的一个组成部分。我们几乎每天都能迎来一个幸福而愉快的起床仪式，伴随着笑容和拥抱。我也得以享受这即将成为过去时的温馨时刻。

意识的舞台

本章前半部分在指导读者进行留心愉悦感觉的练习时，曾介绍了一种最简单的拥有积极体验的方法：留意已经存在于意识当中的好体验。意识就好像剧场中央的那座舞台，聚光灯下随时都有东西吸引着你的注意力，比如此刻你正在阅读的文字。与此同时，在意识深处，舞台的一侧，有一些东西也正被你体验着，比如知觉、声音和感受等。这就使你有了两个可以寻找已有的积极体验的地方。

现在就试试看你能不能在意识的舞台中央，此刻的聚光灯下，找到一些让人愉悦或对人有用的东西。比如兴味盎然、身体安康或意志坚定的感觉，又或者你此刻酒足饭饱，感觉十分惬意。这种感觉不需要很宏大或很强烈，只要是积极的即可。

相似地，一天的生活下来，思维的舞台中央总会上演很多积极体验，比如闻到一阵咖啡的香醇，感受到来自朋友的温暖，或者伴随夜幕降临而来的释放感。每一次你留心并内化这些好体验，都是日常紧张生活的一次暂停，就好像停车加油，让你停下脚步喘口气，充充电。正如下面这位作者某个早上的发现：醒来的时候天还很黑，我蜷缩在暖和的被子里，听着小雨敲打天窗发出的奇妙的声音。我感到安全，感到被爱，并深深沉浸在这种感觉里。起床后，我带着狗儿们来到爱狗公园，在那儿待了一早上。公园里很安静——没有鸟鸣，来往的车辆很少，我感到了一种繁忙都市里的平和幽静。我的心中充满了感恩。我闭上眼睛，深深地呼吸，让自己完全沉浸其中。

接下来，试试看能不能从意识深处找到一些积极的东西。这就像在吃饭：虽然你大部分注意力都集中在食物上面，但你依然能感知到其他一些声音以及房间内的整体情况。同样的道理，就在你阅读本书的当下，身体内也可以有一种作为背景的、令人愉悦的放松感，或者说有一种充满好奇或希望的心态浮动在你意识的深处。

一旦找到那位于意识深处的积极体验，你就要集中精神将其带到舞台中央。体会一下那种将体验从幕后转移到台前的感觉。每个人的意识里通常都会有一些让人开心或受益的东西，因此熟练掌握这种转移技巧将创造许多机会，使你能随时随地让自己位于舞台前方的体验的核心呈现出积极性。更进一步说，由于处于注意力焦点下的感受会使神经编码（neural encoding）过程进一步加强，因此将体验的一个方面移到意识的台前能够促进其向大脑结构的转移，同时强化体验向大脑构造中的转移。（更多有关将体验的一部分内容从意识的幕后转移到台前的知识见专栏 5-1。）

要想把好体验留在意识的台前，你需要保持不被背景处的东西干扰。只需顺其自然，不要刻意地排斥或追逐。如果感觉对了，不一定非要立刻关注它们，可以稍后再来。

专栏 5-1　让感觉站到意识的台前

本练习要求你留意意识的幕后的好体验，并将其转移到意识的台前。练习的对象是体验的组成部分之一：感觉。

- **拥有**。当你阅读本段文字时，各种与本书有关或无关的感觉会自然地在思维的幕后运作。它们或温和，或细微，可能还包括一些消极的感觉，但是十之八九至少有一种感觉是积极的，比如平静、自信、基本的幸福感，以及对他人涌起的暖意。拿出片刻时间来静静地跟自己待一会儿，听一听思维后方传来的喃喃细语。找到一种你喜欢的感觉，并专注于它。
- **丰富**。一旦某种积极的感觉进入你意识的台前，就让它停留一会儿，可能的话，让它来得再激烈一些，然后去体味它停留在你身体里的那种感觉。
- **吸收**。与此同时，体会感觉与你相互交融、结合。放下戒备，用开放的态度去接受这种交融和结合。

练习结束后你的感觉如何？拿出一点时间来重复一遍上述过程，强化这种将积极体验从幕后转移到台前的意义。

喜欢和想要

通常，人们一旦开始拥有某种好体验，就会想牢牢抓住它。

这么做等于不再让体验顺其自然，而是站到了它的对立面，试图困住它、占有它。这样便不再有什么好体验了。这就像听音乐，如果你听到一段很棒的演奏，却试图在音乐还在继续的情况下在脑子里重复这段旋律，那么你享受到的乐趣就脱离了音乐本身。因此，个中窍门就是要喜欢（liking）好体验，而不是想要（wanting）它。

喜欢包含享受、欣赏和喜爱；想要，在我看来则有驱策、坚持、强迫、压力、控制、依恋、渴求和依赖等意味。负责喜欢和想要的是位于大脑皮质下和脑干中的那些既独立又各自相连的神经回路。这就意味着你可以喜欢你不想要的东西，比如你可以在一顿大餐之后享受冰激凌的美味，但拒绝再吃第二份。人们也会想要自己并不喜欢的东西。比如，我曾经看到人们在赌场一遍又一遍机械地拉老虎机的操纵杆，几乎看不出他们对能不能有所收获显示出丝毫的在意。

喜欢让人愉悦的东西是很自然的，因为这不会带来什么伤害。然而当你想要的东西无论对你还是别人都没什么好处时，麻烦就来了，比如想要大量饮酒，或者为了赢得一场争论而不惜一切代价。同样会带来麻烦的情况是我们想要的东西是好的，但得到它的方式却是坏的。举例来说，我想按时上班（好），但是为此我经常超速行驶（坏）。

我认为"想要"这个体验本身就是存在问题的。留意一下想要某种东西时那种强烈的欲望感，被这种欲望感驱使着朝着某个目标前进是一种什么感觉？"想要"这个词的古斯堪的纳维亚语词根是"缺少"的意思。想要某种东西跟鼓励、渴望、投入、意图、野心或热情是不一样的，你能做到既志存高远，又脚踏实地，同时又不急功近利吗？基于亏损和紊乱的"想要"会激活大脑的反应模式，让人感到被约束，从而产生压力感。想想这句谚语：远观而不亵玩者如在天堂，占有而不欣赏者如在地狱（Liking without wanting is heaven, while wanting without liking is hell）。

这里面有一个可以现学现用的建议，那就是当体验来临时，好好享受那种如流水般滑过身体的感觉，不要依依不舍，要用恰当的手段去追求美好的结果，不要急功近利。当在体验中发现好的感受时，要温柔地鼓励它多停留一会儿，不要试图紧抓住它不放。人的大脑总是倾向于不停地寻找想要的东西。通过反复内化那些你喜欢而又不会转变为想要的积极体验，你将渐渐克服掉"想要"这个习惯。

低垂的果实

能够意识到你的意识在任何时间都包含某些积极元素，这一点是非常了不起的。除非现在某件可怕的事情正让你感到不堪重负，否则此刻你的意识流里一定充满了你一直渴望获得的平和、满足和被爱的感觉。

只消付出一点点关注，你就能在一天当中的任何时刻发现各种积极体验。它们就像挂满树枝的低垂的果实，你只需稍稍留心即可。一旦你注意到它们，你就会发出"香啊，太可口了"的感叹。大多数你已经拥有的积极体验就像那些小巧而甘甜的浆果——一次让人身心放松的呼吸，一个良好的意图，让人心情愉悦的景色或声音，或者一个和朋友分享的笑话。无论何时，只要你愿意，便可以细细咀嚼品味这些体验，你所要做的只是注意到它们，让它们滋养你的身心。甚至意识本身，将体验的各个部分整合在一起的一种意念空间，也有一些你随时随地都可留意的积极体验。电视屏幕不会因为它所播放的画面的美丑而改变。一样的道理，意识永远不会被流经意识的东西玷污或损坏。这赋予意识一种固有的可靠性和安定性。即使你抑郁不振或正遭受巨大的痛苦，你依然可以在饱含各种难解内容的意识当中，找到慰藉和解脱。

吸收精华

- 内化积极体验四步曲的第一步（拥有）有两种做法：关注一个已经存在的积极体验，或者创造一个积极体验。

- 无论是意识的台前还是幕后，都有你能够关注的积极体验。试着多留意一下盘旋在意识深处的体验，它们将为你提供更多可以内化的积极体验。

- 了解体验的不同组成部分，包括想法、感受、情绪、欲望和行动。各部分均可能蕴含可供内化的积极体验。

- 想法既包括内心语言（inner speech），也包括画面、观点和回忆。有益的感官体验包括快感、放松、活力和力量。情绪是由可改变的感觉和持续时间较长的心情组成的。反复内化某些感觉可以改变与之相关的心情。欲望包括希望、愿望、渴望、需求。行动则既包括行为，也包括倾向和能力。

- 大脑当中主管喜欢和想要的系统是各自独立的，因此人们有可能喜欢自己不想要的东西。在内化各种积极体验时，不要试图去紧抓它们不放，这将使你享受到更多的乐趣，同时，你也不会因"想要"所带来的逼迫感和压力而迷失了方向。

- 每天留意好体验，它们能够给你带来很多内化积极体验的机会。甚至留意自己的意识都是一个机会，因为意识从根本上来说是平和宁静的，它永远不会被流经意识的东西所玷污或伤害。

第6章 创造积极体验

　　在第 5 章我们探讨了如何注意到已经存在的积极体验。本章介绍另一种内化积极体验的方法——创造积极体验。所谓创造积极体验，可以简单如放眼四周去寻找一片怡人的风景，或想一些让你感到幸福的事情。通常情况下，你之所以做这些事情，仅仅是因为这会让你感觉非常好。但有时，你也会为应对所面临的挑战而唤醒某种内在力量所带来的体验：比如坐飞机时飞机颠簸得让人心惊，你就会做几下深呼吸，让自己平静下来；或者路上被人超车时，你会提醒自己不要往心里去。

　　不管是为了感觉好还是为了应对挑战，能够自我激活一些有益的精神状态（好比让你内心的广播站播放你想听的歌曲）对精神疗愈、平日的安康和效率、个人的成长和修行都是至关重要的。对很多人来讲，随时随地唤起积极体验（尤其是那些有助于应付特定局面或满足特定需求的体验）在一开始是非常困难的。举例来说，当你感到压力大时，要想在你体内创造出一种放松感是需要练习的。当你受伤时，你需要一段时间才能想起一位朋友，感受到那种被重视、被欣赏的感觉。对人最有用的精神状态通常是最难自我生产的，但是熟能生巧。随着你一遍又一遍地内化自己创造的体验，当生活中出现意外情况时，它们会作为内在力量自然而然地浮现出来。

接下来我们将探讨多种创造积极体验的不同方法，每种方法都会辅以具体事例助。其中许多方法都是以发现好事为基础的，而非鼓励你生编硬造。你所看到的都是真实发生的，是客观事实。学会辨别好的事实并不意味着要否定坏事，只是专注于那些能够正当地促成一种积极体验的事而已。

通常情况下我们在看到一件好事时不会对它产生任何感觉。这个步骤看似不起眼 [不论是想法，还是具象化的体验（embodied experience）]，却是至关重要的，因为如果没有它们，就没有什么东西可以被安装到你的大脑中去了。从创建神经结构的角度来说，真正有意义的不是具体的事件、情况或情势本身，而是它们带给你的体验。了解事实却没有感觉，就好比有菜单却没菜。关于如何将一件好事变成一个好体验，参见专栏 6-1 "从概念到具象化体验"。

专栏 6-1　从概念到具象化体验

尝试用下列方法来将有关好事的想法转变成与此相关的好的感觉、体会、欲望和行动。

- 既要了解你的身体，也要了解好事。
- 用一种接受这些事情的态度来软化和开放你的精神与身体。
- 想一想这件好事当中那些能够自然激发积极情绪、感受、欲望和行动的各个层面。
- 对自己好一些——就好像内心有一个声音在说："来吧，这是实实在在的，你可以对此产生良好的感觉，真的。"
- 想象这件好事发生在你一个朋友的生活中。你希望他产生什么样的体验？你能希望自己也产生这样的体验吗？

试着用上述方法处理各种不同的体验。例如，让看到坚固的墙这件事变成一种被保护的感觉，让意识到艰苦的一天已经过去这件事为你带来释放的感觉，让想起自己的一些成就这件事支撑你的价值观，让观察到自己被团体所接纳这件事培养你的归属感。

当前设置

不管身在何方，人类几乎随时都可以在眼下所处的情势中找到一件好事。现在，好好看看四周，你能否找到一些有吸引力的或美好的事物并产生一种好感觉？能否听到一些带给你舒适和踏实感的声音？是否摸到某样东西（比如一把椅子、一件衣服或一页书）会让你为生命中拥有它而感到高兴？是否有你喜欢或欣赏的人在你身边？

一定要内化那些细微而不起眼的或你通常会忽略掉的事物。

例如，就在我敲进上述文字时，我开始把注意力集中到我的键盘上（识别一件好事），然后开始赞叹键盘是一个多么聪明而有益的发明（建立一个好体验）。如果把强度划分成 0 ～ 10，那么对键盘这项发明的感谢强度仅为 1，但这仍然不失为一种积极体验。我用键盘用了 40 年，从来没有对它产生过什么特别的感情，直到现在。这个长久以来近在眼前的机会，却始终被我忽视。辨别这类此前被忽视的好事还有一个额外的好处：一旦发现，未来你就会不断辨别出好事。

下面这则例子讲述的就是一位女士在一个不可能的情况下发现好事的故事：在我所居住的城市底特律，40% 的土地已经荒废了，这也就意味着生活在那里就像生活在城市废墟中的荒郊野外。有一天，我出门来到这片"城市大草原"，结果被一棵栖满了聒噪的鸟儿的树挡住了去路。我抬头往上看，内化这声音和景象，让它们完全充满我的身体。我的耳朵开始辨识出远方传来的高速公路的嗡嗡声，它和鸟鸣声一起汇成了一首交响乐。类似这样的时刻帮助我用一种新的眼光去看待这个世界。有时，夕阳的光线照在废弃建筑物的红砖上，那景象几乎美到无法用文字形容。

近期事件

在过去的几天里，很有可能发生了很多能让你正当地产生积极感受的事情。想一些能让人感受到身体快感的事情，比如早晨掬一捧清水洒在脸上，或者夜晚依偎着枕头进入梦乡；或者想一些已经完成的事情，哪怕简单如洗完一筐脏衣服，或者回了几封电子邮件。在寻常事情中发现积极含义是一种创造积极体验的好方法。可能在过去的 24 小时里，你吃了一餐美食，感受到了别人的好感，听到了悦耳的声音，看到了悦目的景象，那么在入睡前，你就可以从中至少撷取一样，内化其中的美好感觉。有人曾经向我讲述了自己使用这种方法长达一整年的故事：新年第一天，我制作了一个"美好一年"百宝箱。每天我都会把当天发生的好事写在一张纸条上放进去，然后到新年前夜把它们全部拿出来读一遍。现在每当有什么好事发生时，我不再匆忙地将其掩盖，而是全身心地去感受它。

同样也要想想那些本来会变糟但最后转危为安、柳暗花明的事情，例如在上班路上避免了一场事故，盘子掉到了地上但没有摔碎，或者躲过了一场流感。我们会识别不出这种好事是出于两个原因：第一，这些事缺乏吸引注意力的刺激性，你很难去关注那些意外之外的事；第二，在大多数人的日常生活中，都不会有坏事接二连三出现的情况。人的大脑会自动过滤掉那些不会发生变化的事情，不管是冰箱发出的嗡嗡声还是灾难的日常性缺席。这个过程叫习惯化机制（habituation），虽然它是对神经结构的一个有效利用，但它也使我们失却了很多获取积极体验的机会。请你试着去发现至少一件可能发生但没有发生的祸事，然后拿出一点时间，好好品味一下个中的好感觉。

一直存在的事物

与一些转瞬即逝的事不同，许多好事是相对稳定可靠的——

这样的好事是我们获得积极体验的绝佳机会。可能很多你喜欢的地方现在还存在，并且保存良好，例如，每当我遭遇看牙之苦时，我就会想象约塞米蒂国家公园里的图奥米草原，我仿佛看见了那花岗岩的拱顶，耳畔仿佛传来阵阵松涛声。在你的生活中总有那么一些好人，还有一些人愿你时时安好。四下里环顾一下你的家，从橱柜到厨房，找出那些一直存在的事物，你甚至可以以自己的名义为它们命名，例如这个水槽明天会继续为我而存在，这些衣服还会在，墙依然是粉刷过的，桌子和台灯将继续有用武之地。

把这个圈子再扩大一些看看，想想你所在的小社会当中那些虽不完美，但仍具备积极意义的事情，尤其是和历史上的及当今世界仍广泛存在的对立物相比。想想文化，以及唾手可得的音乐、思想、艺术、娱乐和智慧教育。科学和技术的进步给我们带来了制冷技术、航空旅行、抽水马桶、阿司匹林和因特网。继续扩展，你还可以将各种大自然的馈赠吸纳进来，无论是奔跑的小狗，还是天空的云朵或大海的涛声。这里有一个美丽的例子：在我家附近有一片山坡，那里一年中有大部分时间都鲜花盛放。当我在办公楼内工作时，我知道，那片山坡依旧花团锦簇：各种美丽的颜色，那光彩夺目的紫色、橘色、蓝色和粉色。我仿佛可以看见小松鼠在苔藓覆盖的岩石间穿梭。这片山坡就像是我工作中的一个小小的避难所，当我正襟危坐地开会时，我知道那些花儿就在那里。

当然，环境会变（秋去冬来、雏燕离巢、所爱之人逝去），好环境也会有其副作用（如一份重要的工作可能也同时意味着要付出大量的工作时间）。尽管如此，那些确实存在的好环境是可以被识别出来的，它们每一个都可以成为舒适、安全、感激、释放、敬畏和放松的感觉的基础。

个人品质

在你的性格、个性和能力当中，毫无疑问有许多好的品质，比如公平感、幽默感以及各种不同的才华和技艺。认清这些事实并对其产生好的感觉，能够提升你的情绪，帮助你从不自信或羞耻的感觉当中复原。好的自我感觉不等于自负，随着你的自我价值观不断提升，你取悦他人的需求会越来越少。

建立好品质既不需要光环，也不需要英雄气概，我们每个人或多或少都有一些好品质。但是如果自我批评令你感到不自信和自我怀疑，那么建立起认为自己从根本上来说是非常体面和能干的感觉还是有难度的——面对自己和他人时坚信自己基本上是一个好人（不是完人，而是好人）可能会让你感觉自己犯了某种忌讳。

想一想某个朋友具有的一些好品质，比如诚实、有些讨人喜欢的一些小怪癖或者古道热肠。否定这些品质对这位朋友公平吗？如果你去欣赏他的这些好品质，朋友又将有何获益呢？现在反过来：你能看清自己有哪些好品质吗？这是一个公平的问题：关于自己你要说实话，就像对待那位朋友一样。为什么看到朋友身上的优点是好事，看到自己的优点就变成坏事了呢？这里的黄金法则就是双向原则：我们要像善待他人一样善待自己。

学会观察你身上的美德和长处，比如持久力、耐心、意志、同情心、热情和诚信，还要学会注意那些你拥有的才能，甚至像做饭、制作电子表格或尽一个好朋友的职责等看似简单的事情。这些纯属事实，并非虚构。如果一些消极的想法跑出来拖你的后腿（可是我并不总是这样啊，再说这一件好事被我其他不好的地方给抵消掉了），也是很正常的。一定要注意到这些消极的想法，然后让注意力重新回到你的美德、长处和才能上。思考一下不同的朋友或家人欣赏、喜欢和爱你的地方。也可以想象自己正在观察一个跟你相似的人的生活：他给别人带来了什么？这个人身上值得人尊敬和喜爱的品质是什么？或者想象全世界最公平、最慈爱的一个人在你耳边，轻轻对你说你身上的优点。

一定要努力去承认你身上真实存在的好品质。选出一个，对其建立起一种确定无误的感觉。或许你是一个有益的朋友、一个很棒的厨师、一个体面的人，不论是什么，要记住这是真的。让这种对自己好品质的认可，变成一种快乐、自信和有价值的感觉。敞开心胸，迎接这些感觉，让它们在你的身体里沉淀下来。想一想当你用这样的方式形成良好的自我感觉时会给自己和他人带来多大的帮助。然后，选择自己的其他优点重复同样的过程。内化这种感到自己本质上是个好人的感觉。

下面这位女士吸纳进了她对自己的工作能力所产生的好的感觉：做住院医生期间，我经历过一个非常尴尬的阶段，那时，我对自己的工作能力的怀疑像头顶的一片乌云一样挥之不去。作为应对，我在工作进展顺利时切切实实地内化了其中的好感觉，比如其他人已经放弃的一位精神分裂症患者对我表达的感激之情，他告诉我他非常珍惜我们在一起的这段诊疗期，而且他已经慢慢开始重建自己的生活。像这样感受到自身能力的例子我内化得越多，我脑海中听到的消极的声音就越少，我也就越快乐，越投入。

过去

装满过去的百宝箱是积极体验的一个绝妙来源。当处理某一困难时，我往往会回忆起攀岩过程中成功穿越一个突出物时（事实）身体内产生的那种意志和力量感（感觉）。当工作中遇到挫折时，我会让自己回想过去一些成功的例子。如果有人百般挑剔，那么在把所发生的事情以及我能学到的东西厘清之后，我可能会回味与朋友度过的一段美好时光，感受那种被关心、被重视的感觉。

有时过去的经历会融汇在一起。多年以来，我怕是已经去过几百个沙滩了，现在每当我回想起那些在海边度过的时光，我都会有一种广袤和欣喜之感。你也可以利用生命中某一段时间留下的模糊的回忆。举例来说，假设你度过了一段金融危机，这可能会激发出一种抗击打的积极情绪以及生而为人的尊严感。实际上，创造积极体验并不需要什么清晰的记忆，你可以借助一些你根本记不得曾去过的地方的照片，或者一些小时候的故事来想象自己当时肯定会感受到的那些好的感觉。我知道我小时候相当受宠爱，母亲生我之前经历了几次流产，我是家里的第一个孩子，我完全可以想象那种被父母的爱所包围的感觉。

当你回忆过去时，想到好时光的流逝，你可能会产生一种苦乐参半的感觉，这真的没有关系。努力不要让你的注意力纠结于那些令你后悔或已经失去的东西，要去纪念那些曾经的美好与甜蜜。

未来

未来是另一种装满各种可能的好体验的百宝箱，无论是期待着下班后脱掉脚上那双束缚双脚的鞋子，还是做做白日梦，幻想明年夏天出去度假。这种精神上的时空旅行，利用了大脑皮层的中线网络这一重要的进化产物，来使我们的祖先得以开展更加有效的计划。

拿出一点时间来想象一下今天晚些时候将要发生的一些好事，然后将它们转化成一种愉悦的感受。当你处于一段棘手的关系中，打算做出一些言语或行为上的改变时，可以想象一下未来可能会发生的一个好体验。或者想象一下如果像你一直以来都在考虑的那样，让一成不变的生活发生一些变化，比如换一份工作，或定期做做冥想，未来会有哪些收获。

好体验，要分享

研究表明，与他人讨论一些好事能够起到强化体验的作用。人类是地球上最善于社交的动物，我们有高度发达的神经网络，这使我们能发挥移情（empathy）的功能，即一种与他人协调的能力。当两个以上的人共同分享了一个积极体验时，好感觉会在这些移情网络中来回撞击，形成一种链式反应（chain reaction）。正如约翰·弥尔顿（John Milton）在《失乐园》(*Paradise Lost*) 中写的那样：好事愈推愈广。

你可以和别人一起回忆往昔：一起度过的一段趣味时光，或者共同克服的一项挑战。你们也可以赞美当下，比如看着你们的孩子在愉快地玩耍，对同伴说一句"这样真好"，或在观赏美丽的落日时开心地互看对方一眼，或在面对令人垂涎欲滴的甜点时愉悦地会心一笑。从周六晚上的安排，到退休后住到哪里，你可以开开心心地为自己规划一个美好的未来。

变废为宝，转负为正

2011 年，一次原本常规的痣检查发现我的右耳得了恶性黑素瘤（malignant melanoma）。那之前不久，我的姐夫刚刚死于皮肤癌。尽管表面上看，我将思维聚焦于如何解决问题，比如去哪里医治等，但在意识的深处，我像一只蜷缩起来不停颤抖的小动物。整整十天我都如坐针毡，直到肿瘤终于被移除，并且测试显示癌细胞无扩散现象。尽管如此，我仍然面临着病情复发的巨大风险。我可以用一种晦暗的、消极的方式来解读这一切："涂防晒霜太麻烦了，况且它真的管用吗？我真讨厌这种时刻担心癌症找上门的感觉。"但是我没有。相反，大多数时候我很高兴发生了这件事，它让我对身患疾病的人更加同情，也让我更加感激生命本身，因为我还活着，还在享受生活。

对事实的观点（为其所赋予的语境和意义）的确能塑造人对事实的体验。具体来说，从消极事件中发现积极意义，即重构（reframing），有助于你应对消极事件并从中复原。这并非暗示大家痛苦的经历会因此而有所减少，也不意味着别人可以肆意苛待他人。我的重点是，即使是非常可怕的事件或情形，也有可能蕴含着使你得到一些积极体验的机会。

想想过去的一些艰难岁月。它们是否以某种方式让你更加坚强？你从中学到了哪些教训？那些失去的东西呢？它们是否使你更珍惜你仍然拥有的？想一个目前面临的挑战，问问自己："这件事是否让我意识到我需要以某种方式改变一下我的航向？"反思一下从那些亏待自己的人身上都学到了哪些善待自己的东西，或者想象自己正处于一次重大变动中：在这即将掀开的人生篇章中，你可能得到哪些收获呢？

下面的这位女士，在父亲去世的悲痛中找到了些许平和：我父亲是第二次世界大战期间的一名海军陆战队队员，他去世那天恰好是阵亡将士纪念日⊖，是个阳光灿烂的日子。就在他咽下最后一口气时，我们听到头顶传来的喷气式战斗机飞过的巨大声响。飞机飞过后，整个卧室安静了下来。那一刻我的内心充满了悲伤，我不知道自己能否承受这种失去父亲的痛楚，但是与此同时，我深深地被他逝去后房间里充满的爱、平和与宁静所震撼。

⊖ 阵亡将士纪念日是美国为悼念在各战争中阵亡的美军官兵而设立的节日，时间是每年 5 月的最后一个星期一。全国悼念时间于华盛顿时间下午 3 时开始。——译者注

我让自己深深浸淫其中，感觉好像时间都静止了。那是一个非常严肃的时刻。它所给予我的感官记忆，帮助我度过了失去亲爱的父亲这一整个经历，直到今天仍然支撑着我前行。现在我无论何时感到失落或紧张，都会回想起那个紧张而平静的时刻，然后让自己再一次浸入其中。

关怀他人

想念朋友、言语亲切以及落落大方，这些都是得到积极体验的一些暖人心的机会。关爱的念头、言语和行为通常会让人感觉很好。一项研究表明，当人们选择把钱捐给慈善事业，而不是留给自己用时，大脑中的奖赏中心会更加活跃。

关怀既包括内心体验，也包括外部行为。就内心体验来说，你可以想一些自己喜欢的人；外部行为则包括送给陌生人一个微笑，或怀着同情心去抚触别人，帮上床睡觉的孩子掖掖被子，或不再老是打断妻子说话（这一点我也在努力改正）。要想更进一步，你可以在期待、从事以及回味关爱的行为时，让自己保持开心愉悦。此外，你对别人的关怀也可以激发更多别人对你的关怀。

下面这个例子讲的就是如何内化关爱体验：我把我的小孙子抱在臂弯，一边轻轻地摇晃，一边轻声哼唱着。他闭着眼睛，伴随着有规律的呼吸睡着了。有几分钟的时间，我细细品味着这种把世间珍贵之物抱在怀中的感觉，并允许此时此刻的这种感觉在我心中扎根，驻留在此。这种感觉多么令人赞叹！

在别人的生活中发现善

有一种类型的关心他人非常重要，以至于我必须把它单拿出来阐述。我们的祖先曾以小型游团的形式生活，在那种恶劣的环境下，个体只有相互合作才能让自己和孩子存活下去。随着从别人的快乐和成功中获得快乐的能力不断进化，这种相互关爱的联结得以加强，进而促进了存活概率的提升和基因的传递。独乐乐不如众乐乐，这是人心与生俱来的强大倾向。它会赋予你享受良好感觉的无尽的机会，因为无论何时何地，总有某个人在因某件事而高兴着。

试着想想你所关心的人生活中发生的一件好事，然后看看自己能否为他感到愉快和开心。这种现象有时也叫"利他主义的喜悦"（altruistic joy），即建立在他人的好运和福气上的快乐。如果这个不太好理解，你可以试着用自己认识或想象中的一个孩子来举例，比如你可以想象一个小孩正在拆开一份礼物，或开心地舔一只冰激凌甜筒，或和小狗一起玩。如果其他感觉（如因自身面临的困难而产生的悲伤）涌现出来，也属正常。切记，一定要注意到这类感觉，然后轻柔地将注意力带回到你希望在脑中出现的事情上：建立在他人的福祉的基础上的快乐。

你可以把这一套方法用在周围不同的人身上。如果是用你不认识的人来举例，你可以选择大街上的陌生人、新闻里的路人甲，或者想象中的远在天边的人。我很喜欢这种方法。一旦学会善待他人，你的心就会渐渐敞开。这也是一种很好的释放羡慕、嫉妒或邪念等感觉的方式。成功实践这种方法后，关于生活中的负能量的那些念头，就会被因他人生活中的正能量而产生的温暖的感觉所替代。

想象好事

大脑皮层的中线网络使得人类具备了独一无二的回忆过去和想象未来的能力，这二者又构成了想象力——我们内心这家超棒电影院的神经基础。想用这家电影院来达成一些负面目的真是太容易了，比如一遍又一遍地反复重播某次伤心的遭遇。不要这么做，要把它用在那些正面目标上，去想象那些好事吧，不管它们有没有可能发生。

那些可能发生的事

我不会冲浪，但我真的喜欢看那些人们"骑"着巨浪滑行的视频。当我在头脑中幻想自己冲浪的场景时，我会感到非常兴奋和开心。这种想象中的场景发生的可能性微乎其微，但至少它是可能的，因此它也是一个提供积极体验的潜在来源。

你可以用各种不同的方式来使用这种方法。你可以想象你爱的某个人在你耳边低语，指导你解决一个富有挑战性的情况。如果你未能充分发挥你的才华，那就想象一下将它们淋漓尽致地展现出来会是什么感觉。如果你希望自己再坚强些，就想象自己拿到了跆拳道的黑带冠军。如果你希望心境再平和些，就想象自己正静静地坐在大自然的怀抱里。无论在哪种情况中，都要进行符合实际的想象，切忌做过，过犹不及。

那些不可能发生的事

你也可以让内心的这家电影院上映一些永远不可能发生在你身上的好事。在大脑的情绪记忆中心深处，想象的体验能构建神经结构，其机制与真实发生的体验相似。这套方法并不是让你自我欺骗说一路错过了哪些风景，也不是要让你躲进一个玫瑰色的幻想世界里而无暇改进你真实的人生。你心里依然清楚真实与虚幻的边界在哪里，只是真实世界给你带来的伤害会有所减轻。

举例来说，我曾认识一些人，他们从未收到过任何形式的父母之爱。父母之爱对健康的心理是非常重要的，如果缺了这一块，心灵就会有一道伤口。对他们来说，想象有一个深爱自己的父母，内化那种被拥抱、被抚慰、被珍惜的感觉，是一种强有力的体验。这并不意味着他们忘记了真实的童年生活，他们只是会为了自己的利益随机应变，去寻找一些方法让自己至少体会一下被父母珍视这一极端重要的体验到底是什么感觉。虽然不是什么灵丹妙药，但这种实践还是给他们带来了很大的变化。

创造好事

日常生活的大多数时间都蕴含着很多创造好事的时机，而每一个新创造的好事都是一个获得好体验的机会，比如向别人提供帮助，往花瓶里插一枝鲜花，听听音乐，重新布置布置家具，换一条路线去上班，早饭时吃一些蛋白质，让猫爬上你的膝头，或者给枕头换个新的枕头套。重点在于，不要给自己增加新的需求，你只需敞开心胸，接受机会，去创造一件能够培养积极体验的事。

其中一个创造好事的方法是制造一些让你开心的事物。有一位朋友总是在手袋里放一个小盒子，里面放着她去意大利旅行带回来的贝壳、一张爱犬的照片以及一个十字架。当需要给自己打打气时，她就会打开盒子看一看。还有一位朋友在驾照旁边放了一张自己小时候的照片，这样每当她给别人看驾照时，她就能看到这个可爱的小女孩。

另一种创造好事的方法是抑制（约束）。关掉刺激你神经的电视节目，不要去批评它们，操心那些你无法改变的事情不要超过三次，三次之后再不要去无谓地瞎操心了。如果你陷入某件坏事情当中但最终成功挣脱出来，那么这件事本身就可以创造出一些积极的东西。拿出一点时间来，在投入下一件事情之前先记住它，好好享受它。

你可以每天早上选出一件当天要创造的好事，当它真的发生时，一定要好好享受一下随之而来的体验。

直接刺激积极体验

随着积极体验神经通路的建立，激活精神的积极状态也会变得越来越容易，你无须再通过想象或创造好事激活这种状态。试试看你能不能直接唤起某种积极的感觉。先从容易获得的体验开始，比如勇气、平静、爱或高兴的感受。最初这种实践在你的思绪不受焦虑和压力干扰的情况下作用最佳，通过练习，你能学会即使在心烦意乱或生气伤心的时候也可以点亮积极状态的神经回路，如同探囊取物。

生活处处充满机会

在本章和第 5 章里，我们探讨了内化积极体验第一步——拥有，即激活积极体验的各种不同的方法，它们是：

关注一个已经存在的积极体验

1. 意识中的积极体验

2. 意识深处的积极体验

通过下面几种方式，创造一个积极体验

1. 在当前环境中发现好事

2. 在近来发生的事件中发现好事

3. 在持续进行的情况下发现好事

4. 在个人品质中发现好事

5. 在过去的经历中发现好事

6. 期待未来的好事

7. 与他人分享正能量

8. 在负能量中发现正能量

9. 关爱他人

10. 看到他人生活中的正能量

11. 想象好事

12. 创造好事

13. 直接刺激积极体验

14. 视生活为一场机遇

好事就在我们身边，即使对生活艰辛的人而言亦是如此——东方的旭日、人们的幸福、美味的食物，等等。在你体内，好事也是持续存在的：你的身体机能健全，你的头脑中满是才能，你从本质上就是一个好人。甚至坏事当中通常也蕴含着获得积极体验的机会。而且，还有很多方法可以让你在完全不涉及事实的前提下获得积极体验。

有时要注意到或创造出一种积极体验是不可能的。令人坐立难安的痛苦或巨大的失落可能会让人思绪紊乱，难以承受的抑郁会令人窒息，恐慌会令人惊慌失措。在这种情况下，你所能做的只有迎着风暴前进（与其同行，顺其自然），这时最好能在心里对自己怀有一些基本的关怀。

大多数情况下关注和创造积极体验是可能的，不管是环顾四周寻找一些能让你悦目清心的东西，还是意识到自己内心的良好想法，或是想想那些你爱的人，甚至可以是把椅子调整到一个舒服的位置这样一个简单的动作。每一天我们都有许多不同的方式来激生出好体验，光是意识到这一点就足够让人感到惬意舒畅。想象一下发现自己能够为亲爱的朋友或那些心灵受伤的人们带来积极体验是一种什么样的感觉。意识到这一点十有八九会让你感到非常快乐。那么，你也有同样的能力赋予自己同样的积极体验。这就是第16种创造积极体验的方式：视生活为一场机遇。

即使在身陷困境或痛苦之中时，人通常也是有能力产生一些积极的想法、感性知觉、情绪、欲望和行动的，而且你也通常有能力给这些积极体验"煽风点火"，令其生生不息。下一章我们就来探讨如何做到这一点。

吸收精华

- 能够自我激活积极体验（随意自由地唤起自己的内在力量）对于人们应对环境、个人的福祉以及日常生活的效率至关重要。通过练习，这些体验和力量将逐渐能够自行被激活。

- 为了将好事从理念转变成更具象的体验，你需要调整你的身体使之与你的想法协调一致，让它变得更柔软、更开放，还要想一想这一事实的那些能够自然生成积极情绪、感官、欲望和行动的层面。

- 好事既可能存在于你当前的生活背景中，也可能存在于近来发生的事情、持续演变的情况、你的个人品质、你的过去和他人的生活中。你还可以自行创造好事。任何一件好事都为一个好体验提供了潜在的基础。

- 创造积极体验的其他方法包括构想未来，与他人分享你的积极体验，在消极事件中发现正能量，关爱他人，想象好事（不管是真实的还是虚构的）以及直接激发积极体验等。

- 有时无论你做什么都无法获得积极体验，但大多数情况下，注意或创造积极体验是有可能的。这就是积极体验的另一个创造方法：视生活为一场机遇。

第 7 章　大脑构造

　　借助于第 5、6 章介绍的各种方法，相信你现在已经感到非常放松，心中充满感恩和爱。你已经进入了一个非常好的状态，完成了内化积极体验的第一步。那么，接下来呢?

　　接下来，你要帮助这种好体验沉到你的大脑中去。这里涉及内化积极体验的第二步和第三步。在第二步，你需要留住体验并让它在你的思维中扎根，通过这种方式使其意蕴更加丰富。到了第三步，你需要将其吸收，努力使其成为你的一个组成部分，并细细体会这一过程。通过这两个步骤，你将好体验安装进了你的大脑中，从而将好的精神状态转变成好的神经示踪。

丰富你的积极体验

学习的过程，就是将转瞬即逝的事转变成持久的神经结构的过程。在此过程中，最重要的是以下五个方面：持续时间（duration）、强烈程度（intensity）、多样性（multimodality）、新奇性（novelty）以及个人相关性（personal relevance）。这五个方面越强，记忆的保持力就越强。这五个方面都有助于增强神经放电（neural firing，也叫神经过度活动），能使你在每次内化积极体验时构建更多的大脑回路。反复内化积极体验将进一步加强这些神经通路。

人类思维/大脑系统的上游区域能够产生天马行空的幻想、数学般精密的洞察力、层次丰富的感觉以及精致细腻的画面和旋律，然而构建新的结构从某种程度上可以说是一个机械的过程。你手中的工具越多、使用得越频繁、使用的时间越长，你所能构建的神经结构就越多，越多就越好。而且，能有五种丰富体验的选择还是很好的，一个行不通，还可以换另一个。

持续时间

许多好体验貌似都是转瞬即逝的。其实相反，你应该帮助它维持一段时间，拿出 5～10 秒钟来与它亲密交融，这个时间越长越好。你可以用那些能激活好体验的方法来一遍遍地激活它以使其继续。有一位朋友生动地向我描述了他的做法：我经常回想起吃巧克力蛋糕和冰激凌的经历，我不仅回味那种味道，还回味它们的质感和温度。我意识到自己正在体验的是何等的快乐，我一边享受着美味的甜点，一边想象大脑里闪耀出好多张笑脸。我记得要尽量把吃巧克力蛋糕和冰激淋所获得的快感延伸出去。当一些想法打扰我时，我就想象自己又吃了一口甜点。我尽量让这种体验停留 30 秒，一分钟，几分钟，甚至更久。很快，如果再有什么事情来困扰我，我就会对自己说："甜点时间到喽！"

允许自己拥有好体验，投入进去，努力让自己与其他一切隔绝开来，时间越长越好。让你的大脑彻底被它占领，一种动听的说法是，让它拥有你。为它腾出空间，在你的大脑中为它辟出一个某种意义上的庇护所。

不能集中注意力是正常的。当发现自己走神时，你可以试着在不苛责自己的前提下，让关注的焦点重新回到积极体验上来。一些消极体验，如令你不适的感觉或知觉，也可能会为你带来积极感受。要明白这一点，顺其自然，关注你的积极体验。记住一点，其他的事情你完全可以稍后再考虑。另外，你也可以尝试一下专栏 7-1 提供的一些建议。

专栏 7-1　持续关注你的积极体验

- 请有意识地将注意力集中于某个体验上，并持续关注它。这有点像滑冰。一只脚踏上冰场，就好比集中注意力，而滑行就好比持续地跟体验保持联系。假以时日，你就可以持续把你的注意力集中于该体验，并与其保持联系。

- 要分出一些注意力来关注那个聚焦于该体验的注意力，确保它一旦跑题就能立刻被你拉回来。对自己进行温柔的指示对此有所帮助，就好像大脑深处有一个声音在轻轻对你说："待在这儿，别跑开哦。"

- 要想减少来自紧张和压力的干扰，你可以做一两个深呼吸，这样能够激活神经系统内负责平静和放松的副交感神经。

- 温柔地在自己心里为这一体验下定义，如："平静了……放松了……安全。"

- 如果你容易分心，你可以专门内化一些具有刺激性的体验，包括感官上的愉悦，激励性的情绪如开心、震撼、喜悦、感情和渴望等，以及一些具体化的态度，如强烈的决心等。

强烈程度

随着一项体验的强烈程度不断提升，去甲肾上腺素的水平也会激增，这种神经递质能够促进新突触的形成，一个体验所培育出的突触越多，它就越能被嵌入你的大脑构造当中。随着体验给人带来的愉悦越来越多（尤其是在你通过内化积极体验的方式刻意使之加强、越来越接纳它的情况下，体验给你的回报会变得比大脑最初所预期的回报更多），多巴胺水平也会升高，这也会促进新突触的形成。从本质上说，一项体验，随着其令人愉悦的强烈程度不断提升，它向持久神经结构的转变也就越来越快。因此，鼓励自己迎接各种积极体验，从而变得积极主动，尽可能获得更多、更好的感觉，不失为一种从中获取持久利益的绝佳方法。

要做到这一点，你需要鼓励自己，使自己的身体和大脑中的积极体验变得更丰富、更圆满、更宏大。让自己沉浸在体验当中，让它来得越强烈越好。关注那些能体现出该体验有益性的东西，比如某种东西给你的肌肤带来的美妙感受，或当别人对你展现出善意时你是多么感动。你可以让呼吸频率稍稍加快，体会身体内那种能量激增的感觉。你可以闭上眼睛，或者低头看某个静止不动的东西，这能帮助你把注意力真正集中在这一美妙的体验上来。有的体验或许非常微妙（例如从容感、归属感、充实感），但它仍能遍布你的周身。你所要做的就是去品味它、爱上它、享受它！

多样性

　　多样性意味着你要尽可能多地关注到一项体验的各个方面。假如你现在正在想着一个朋友身上具备的一些好品质，那么你也可以转到与此相关的感受、情绪、欲望和行动上来。或者，当你心中充满感恩之情时，你可以在脑海中形成一幅各种各样好事正涌入你生活中来的画面，去感受那种身体放轻松的感觉，关注自己内心那种想把自己得到的馈赠与别人分享的愿望，想象着把自己心中的感激大声说出来的情景。

　　试着用你的全部身心去感受积极体验。让注意力下沉，让它像雨水滋润大地一样渗透进你的身体。把注意力集中到呼吸上来，这能帮助你时刻感受到自己的身体。看看自己能否感受到那种全身上下都在参与呼吸的感觉，同时将快乐、爱与和平这样的一些感觉融入你的呼吸中。

我们认为生命就是一个客观存在的身体，这一点太显而易见，以至于我们很容易就会忘记这一点。皮层下的控制中心持续监控着我们的身体状态，不断向大脑皮层发送行为以及相关情绪的命令信号。这些皮层下信号塑造了大脑皮层所掌管的视角和价值观，并被传回到大脑的皮层下区域和脑干。通过这一回路，行动塑造了思维，思维又反过来塑造了行动，从而构成了所谓的"具身认知" [⊖]（embodied cognition）的基础。举例来说，研究表明，面对某项体验时身体前倾，能够增强大脑对它的反应，而且，你的面部表情、你的姿势，甚至你的双手是张开还是合拢，都会对你的体验和行为产生影响。

你可以通过各种不同的行为（哪怕十分细微的行为），来使体验具体化，从而丰富其内涵。我刚结婚时，每当妻子跟我讨论什么问题时，唉，我都觉得好像是我的错，这时我的身体就会向后缩（让我出去）。但是渐渐地我发现，如果我面朝妻子屈身前倾，会非常有助于我把注意力集中到我们的对话上，而且也能让我向她敞开心扉。同样地，你可以用一个轻轻的微笑来点亮自己的心情，用更挺拔一点的坐姿来让自己变得更机敏，或者在站立时将两脚分得再开一些，好让自己感觉更强壮。总而言之，在内化积极体验时，你越积极主动，就越能调动起身体的参与度，这种积极体验的影响力就越大。

⊖ 具身认知是心理学中一个新兴的研究领域，主要指生理体验与心理状态之间有着强烈的联系。生理体验"激活"心理感觉，反之亦然。就好比人开心时会微笑，微笑也会令人趋向于变得更开心。具身认知也译为体验认知、体现认知。——译者注

还有一种使用多种感官介入体验的创意方法：使积极体验具有艺术性。有时简约也可以不简单，比如下面这位中学辅导员的例子（更多有关儿童内化积极体验的内容，请参阅第9章）：在我的推动下，学校成立了一些专门针对学业上脱节的学生的咨询小组，我给这些小组引入了一种感恩练习（gratitude exercise），帮助大家训练如何内化积极体验。在这套练习中，我会给孩子们发放一些五颜六色的纸条、胶棒和马克笔。每人会得到三张纸条。我请孩子们闭上眼睛，用几分钟的时间来想一想他们对自己生活中存在的哪些事物心怀感激。然后我让他们选出其中三项，分别写到一张小纸条上。我让他们明白自己所选择的东西可以很宏大，也可以单纯如融化的奶酪、热水和无籽西瓜（这是我最喜欢的三样东西）。接下来，每位同学都要把自己手中的纸条组合成一个纸条链。每给这个纸条链增加一个纸条，我们都会停下来，回味一下这个刚刚加上去的体验。我提醒孩子们要让自己深深沉浸于这个体验当中，与它融为一体。整个过程中我最感兴趣的就是漫布于整个空间的那种平和与宁静，以及每张小脸上展露出来的温柔的笑靥。

新奇性

人类的大脑是新奇性探测器，它每时每刻都在寻找一些常规套路之外的东西，一旦发现便迅速将其储存到记忆系统里。所以，试着找出你积极体验中的新奇之处吧，尤其是那些司空见惯的积极体验，比如吃一片吐司，比如下班回家，又比如望着你所爱之人的眼睛。让生活中这些不经意的时刻成为你新的积极体验。寻找体验中那些不期而至的犒赏，例如"真没想到我的汤会有这种奇妙的滋味""原来拥抱你感觉这么好"这样的感受，它们有助于提升你体内的多巴胺水平，进而推动好体验到你大脑里报到。

把你的注意力集中到体验的不同组成部分上去。你可以通过做一些你熟悉的动作来完成这个练习，比如呼吸。做几次呼吸，摸索一下这一动作给你的腹部、胸腔、横膈膜（位于腹部和胸腔之间）和喉咙所带来的部分感受。想象着凉爽的空气被吸进，温暖的气体被呼出。体会呼吸使你的上唇、背部、肩膀、脖子、脑袋和臀部做出轻微动作的感觉。每当注意力转移到体验的另一个组成部分时，大脑就会收到新的刺激。

关注体验的变化也会带来新奇感。当你和朋友聊天时，你要注意他脸上闪现出来的各种表情以及朋友的话给你带来的各种内心感受的起伏。或者当你带着一种基本的安定感平静地坐在那儿时，你可以留心观察各种景象、声音、味道、触觉、气息和思绪是如何不断地出现在你的意识当中，然后又倏然而逝的。

正如你从第 2 章了解到的，海马体是一个非常重要的记忆工具，因此对内化积极体验来说，海马体意义重大，但其神经元很容易被压力性荷尔蒙皮质醇所恶化甚至杀死。幸运的是，海马体是大脑中的新生神经元（neurogenesis，即神经系统发育，也叫神经发生）到达的第一站。新奇的体验能够增强这些幼小的神经元的成活率。没有哪两种体验是完全一样的，因此关注并内化体验的各个不同的部分，将能促成你产生新鲜感和新奇感，支持神经系统发育，并有助于修复海马体。

个体相关性

当你边穿过一家购物广场边浏览网页时，你的大脑会持续不断地扫描相关体验，以期发现那些可能对你产生影响的事物。与我的需求、兴趣或关注有关？锁定它！无关？继续往前走。当大脑真的发现与你相关的体验时，它会将其归档储存。

你可以使用这种寻求相关性的神经过程来构建积极体验的神经通路。要关注你所内化的体验能够给你带来什么样的帮助，以及它为什么是脆弱的。例如，放松和静心可以减轻你的压力和焦虑；当你因工作繁忙而疏远伴侣时，和对方分享幽默的故事可以帮助你们重新感到彼此的牵挂。

你需要把体验放置到生活场景当中。你甚至可以在体验过程中对自己说"这对我适用是因为……"。将体验的相关性注入你的感受中是一种善待自己的方式，你会感到"这就是我所需要的，这感觉好极了，这对我正合适"。这不是在帮助你自我膨胀，而是给你一个对你来说很重要的体验，正如当朋友需要时，你也会给予他这样的体验一样。

吸收体验

一次度假时，妻子和我有幸看到了一场即使在夏威夷人看来也堪称壮美绝伦的日落。我对自己说："记住这一刻。"20年后的此刻，当我写下上述文字时，仿佛还能看见那道绯红的斜阳横跨天际的难忘景观。

丰富积极体验（即内化积极体验的第二步）能够使积极体验

在被安装到人类大脑中的过程中被凸显，因为这等于加剧和延长了神经活动，这自然有助于构建神经结构。此外，当你在大脑中按下快门，为美丽的日落留下一张快照时，你可以通过一种方式来进一步加强安装作用，那就是刻意感受该体验，使其在你体内沉淀，慢慢成为你的一个组成部分，即内化积极体验四步曲的第三步——吸收。

实际上，内化积极体验就像生火：第一步，点燃；第二步，加燃料保持火力；第三步，借火取暖。你可以在第二步即将结束时开始第三步，但大多数情况下，这两步是相混合甚至相重叠的——在给火堆添柴的过程中，你同时也在取暖。

在进行第三步时，有些人会想象积极体验像润物无声的细雨或轻柔的金尘那样散落在他们身上，或者想象自己像对待一件珠宝那样把它珍藏在内心深处的百宝箱里。有人曾拿吸收积极体验做了这样一个惊人的视觉比喻：如果你拿一个透明的玻璃杯，装上一杯水，然后滴一滴油进去，油会浮在水面上；如果再拿一杯水，滴一滴食用色素进去，那么它会慢慢地渗透到水里面去，并将水染成它的颜色。我就是用这个比喻来向别人解释什么是内化积极体验的。那滴油代表的是转瞬即逝的体验，它对我们没有丝毫影响，食用色素则代表了实实在在的变化，给它时间，它会慢慢沉淀在我们心中。

还有些人觉得体验自己的感受就像喝一杯暖人的热巧克力，或者像涂上柔滑的止痛膏，缓解他们内心的伤痛。有的人则认为他们只是在接收、记忆并保存一个体验而已，知道它进入了他们的大脑，变成了他们身心的一个组成部分，成为一个可以随身携带的内在资源。从上述各种方法中选择适合你的，相信积极体验一定能开辟出一条进入你大脑中的道路。当你融入其中时，它也会融入你的身体里。

下面这则例子，讲的是一位女士反复吸收一个积极体验的故事：我养了几只猫，最近 11 岁的萨米生病了，我带她去看兽医，以为她只要吃点药，很快就可以完全康复了。结果兽医告诉我，萨米的腹部已经充满了液体，这使她呼吸困难。这是不治之症。在和兽医及伴侣谈过之后，我认为，最好的方法就是让萨米安乐死。小动物的可爱是无与伦比的，然而我必须要做出这个难以想象的决定。安乐死这三个字深深烙在了我的脑海里，灼烧着我的心。我为此哭了好几天。过了一段时间，我慢慢开始恢复生活，开始试着从这件事情当中吸取一些积极的东西。我回忆起那些和萨米在一起的宝贵的好时光，每一段回忆我都会拿出超过半分钟的时间来细细品味。我感受到这些积极的感受深深沉淀到了我心里，就像一剂药，治愈了我与萨米度过的最后那些令人心痛的时刻。从某种程度上说，我觉得萨米已经成为我身体的一个组成部分。当我想起她趴在我的膝头，或者追着玩具玩的情景时，一股安慰之情便会油然升起。

无论你采用哪种方法来吸收体验，都要试着让自己有意愿，甚至有勇气去改变、去成长，去变得有一点与众不同。举例来说，如果你吸取了一种感恩体验，那么你可以看看自己是否真的变得更心怀感激，更懂得欣赏。如果你吸收了一种勇气和有力量的感觉，那就看看你能否让自己变得再坚强一点。人类的思维（和大脑）总是依据其所依靠的东西来塑造自己，你要让它围绕你所吸收的积极体验来给自己塑形。

平和、知足与爱

让我们通过一个内化积极体验的拓展练习来把这些零散的内容整合起来，练习使用的是平和、知足与爱这些基础体验，旨在让你的大脑回到顺应模式。刚开始做这个练习时，你需要在每一个部分都拿出一点时间，使你对练习本身建立起一种清晰的认知。然后渐渐地，你将能够直接获得这种混合着平和、知足与爱的感受。我本人经常做这个练习，包括早上刚睡醒时。（有关这一练习的简单版，见专栏 10-1。）

那我们就开始吧：

让自己进入到一种与流经意识的所有东西（不管是想法、感官知觉、情绪、欲望还是行动）同在的感觉状态。顺其自然，任由它们来去自由。

看清当下保护你的一些方法，比如隔在你和周围善良的人们之间的心墙。想想你所拥有的各种资源，比如你的能力、良好的信用记录，哪怕只是拿到了驾驶证。让大脑记住那种拥有力量和勇气、意志坚定的感觉。让自己意识到你的身体基本比较健康，你的心脏还在跳动，你的呼吸依然顺畅，意识到你纵然不完美，但还是不错的。

想想你所感受到的威胁有哪些是不必要的，看看能否让自己释怀。试着让自己摆脱着急或忙于计划的状态，这些可以以后再做。此刻的你不做任何挣扎，不与任何人竞争。所有烦恼、愤恨、怨言和怒火都离你远去。要密切关注一切不必要的戒备、刺激和焦虑，看自己能否将其排解掉。在合理的范围内，尽可能地让自己安全地敞开心胸接纳自己的感觉。你会变得更平静、更放松，或许还会有一种宁静祥和之感，仿佛置身静谧的山间湖畔。这里没有厌恶存在的基础。你无须抗拒任何事情，不管这些事情是来自自身还是外部世界。你只需要发现、接纳这种平和的感觉即可。

留住这种平和，好好地享受它，丰富和汲取个中感受。与它相互沉淀，你中有我，我中有你。维持这种状态，只要你喜欢，多久都可以。

现在，让这种平和的感觉转移到意识深处去，然后从意识的表层引入一些能帮助你产生感激、感谢、感恩之情的事物。再回想别的一些能带给你愉悦、快乐、开心和喜悦的事物。回忆某次你完成一件事情的经历。关注那些你完成的任务、实现的目标。回想一下那些让你感到满足和充实的时光。呼唤更多给你带来充实感、安定感的东西。放掉那些失望、沮丧和不满。失败时要善待自己，坦然接受。试试看自己此刻能否找到一种足够、刚好的感觉，甚至丰盛、富足的感觉，同时不奢望这一刻改变生活本来的样子。感受那种不断充盈的满足感，这里没有抢夺，你无须追逐任何东西，无论这些东西是来自内心还是外部世界。你只需要发现、接纳这种满足的感觉即可。

留住这种满足，好好地享受它，丰富和汲取个中感受。与它相互沉淀，你中有我，我中有你。维持这种状态，只要你喜欢，多久都可以。

现在，将这种满足感转移到意识深处去，然后在意识的表层引入一些能够帮助你感受到爱与被爱的事物。敞开心胸，寻找一种和其他存在拥有情感联系的感觉——不管是跟一个人、一群人还是跟一只宠物。想着一个待你温暖友好的人，让这变成一种被关怀的感觉。回想某个你感到自己被接纳、被看到、被理解、被欣赏和被尊重的时刻，或者被喜欢和被爱的时刻，让这种被关怀的感觉充满你的身心，软化你的脸庞、喉咙和眼睛，放松并温暖你的心房。让拒绝和排斥离你远去，还有埋怨以及人际关系中的悲伤。了解被爱是什么感觉。意识到从多种角度说你都是一个好人，你关心别人。要认识到自己对他人的贡献，看清自己的能力。让价值感沉淀下来。让这种感觉在你心中着陆，让自己相信"我真的是一个好人"。

想想那些你喜欢的人，那些对你很重要的人，那些你爱的人。找出内心对某人产生的同情（即希望他的生活没有痛苦），如对身处困境的朋友、疼痛的孩子及一贫如洗的人（不管他们是远在千里之外还是近在你的门前）。发现和善，那是一种愿所有的生命都快乐的愿望。回想那些快乐的人和场景。为他人的好运气而高兴。让所有形式的羡慕和嫉妒都离得远远的，你不需要它们来打扰。和别的人、别的生物，甚至和整个地球以及外太空建立起越来越密切的联结。这里没有依附，你们本就息息相关，你已经在爱与被爱中生活。爱如潮水，潮起潮落。你只需要发现、接纳这种爱的感觉即可。

留住这种爱的感觉，好好地享受它，丰富和汲取个中感受。与它相互沉淀，你中有我，我中有你。维持这种状态，只要你喜欢，多久都可以。

现在，让平和、满足和爱的感觉全部进入你的意识中来。让它们相互支持，汇成一种感觉，这就是你的自然状态。当你的大脑处于顺应模式时，你会产生一种平衡与安定相协调的感觉。或许会有挑战要你去面对，或许会有身体上的疼痛和心中的关切，但这些都不会干扰到你的内在核心。你不必再去渴求，不再需要任何形式的钻营追逐。此刻，你感受到自己对安全感、满足感和关联感的核心需求，已基本得到满足。

你回到了家园。

吸收精华

- 内化积极体验 HEAL 四步曲中的第二步和第三步是丰富和吸收积极体验，从而将其安装到你的大脑中。
- 丰富积极体验并凸显其神经结构转变过程的五个方面是持续时间、强烈程度、多样性、新奇性以及个体相关性。
- 你可以通过下面几种方式来吸收积极体验：想象它沉淀到你身体中去的画面，感受它进入你的身体，允许自己被它改变。
- 常规性地赋予自己一种基本的平和、满足和爱的感受，是一种让自己回归顺应模式，并加深神经通路的绝佳方式。

第 8 章　用鲜花除杂草

　　内化积极体验的前三个步骤所涉及的都是积极的东西。你可以用它们来度过某个难关或者缓解某件烦心事对你的困扰，在此过程中，你是全身心地聚焦在各种积极体验上的。举例来说，当我还是个带点书呆子气的小男孩时，但凡运动队挑人，我经常是被挑剩下的，这让我很难堪。所以长大一些后，我会内化玩橄榄球或者和朋友一起攀岩的很多好的体验。在这个过程中，我丝毫没有过去那种难堪的感觉，尽管激励我去寻找并内化这些好体验的动力，部分要归因于知道自己自童年以来就有这样一种阴魂不散的情结。

　　与前三步相反，内化积极体验的第四步（联系）要求你同时关注积极体验和消极体验。你需要让积极体验更突出、更强烈，感受它是如何与消极体验建立联系，并慢慢平复消极体验，直至最终取代消极体验的。在这一步的过程中，积极体验的花朵脱颖而出，渐渐取代了各种消极想法、感觉和欲望的种子。

首先，让我来解释一下这一方法为何会奏效，然后我会提供一些建议，帮助你有效地实践这一方法。

消极体验是有成本的

令人不悦的消极的经历是生活的自然组成部分，而且其中一些消极的经历也是有其特殊功能的。哀伤能软化你的心房，艰难能让你变得更坚强，愤怒则能激发你去反抗不公正的待遇。更进一步说，排斥消极体验，会使它们无法流经你的意识和身体，在原地徘徊不前。以负攻负，只会得到更多的负。

一旦消极体验转变成消极素材，并被储存到你的大脑当中，那就不妙了。消极素材会带来消极的后果，它会让你的心情变得晦暗，加重你的焦虑，令你更容易被激怒，而且会给你平添一种不自信、气短的感觉。这类素材包括类似"没人会要我"这样痛苦的感受。个中的欲望和暗示会让你钻进各种不同的牛角尖。它会让你麻木，令你缄默。有时它又会让你反应过度，在你和他人之间形成恶性循环。消极素材还会影响你的身体，从长远来看会耗损你的身心健康，而且还有可能减短你的寿命。

大致来说，大脑中的消极素材就像一股强烈的气流，它会持续不断地把你拖拽到反应模式中去。理解这种素材被激活和被储存的神经机制，能够为你提供一些方法去改变它，甚至将它完全清除出你体内。

消极素材在人脑中的工作机制

有时我们会经历一些与显性回忆相关的消极的想法、感受、情绪、欲望和行动。每当我回想起有一次我们带着孩子驾车出行，车子险些滑下约塞米蒂附近一处白雪皑皑的山崖时，我心中都会涌出一股恐惧而无助的令人恶心的感觉。消极素材往往都是从你的隐性记忆仓库中浮现的。例如，你买了一双比平常更紧身的牛仔裤，那你就会陷入对自身体重的自我批评的泥潭里不可自拔。又比如你出门散步，却又开始考虑钱的问题，这就好比打开了盛满焦虑的潘多拉之盒。

不管消极素材是来自显性记忆还是隐性记忆，你通常都无法像打开电脑里的一份文件那样激活它们。除非是那种每一个痛苦的细节都深深烙印在脑海里的、带有闪光灯效应（flashbulb memory）的创伤性经历，否则你无法完整地恢复这些消极记忆，而只能靠一些潜藏在表面之下的种子来重建这些记忆。大脑的这一过程运行得非常快，看上去就好像从一个藏身在人脑中某处的文件柜里抽出那个沾满污垢的文件夹，但实际上这是一个非常主动（active）的过程，在这个过程中，大量的突触（没有几十亿也有几百万个）只需花几个 1/10 秒的时间就能同步在一起，形成某种形式的联盟或结合体，从而代表这一消极素材的意识体验（conscious experience）。

然后当消极素材（让你焦虑的事情，比如一张有关战场的图片，在权威人物面前磕磕巴巴词不达意，尖刻地回应你的同伴或一种不断增强的作为单身汉乏人问津的孤独感）不在你的意识领域里活跃时，消极素材会渐渐地被重新并入记忆结构当中。小分子机器（molecular machines）需要至少几分钟甚至几小时的时间来重新将消极素材连接到你的大脑里。这是一项需要时间的主动的过程，光这一项事实就给予你两种方法来平复、痊愈甚至替代消极素材。

改变消极素材的两种方法

你的意识领域中存在着消极素材和积极素材，代表它们的是相关突触的结合体。在"同步发射的神经元，会被串联在一起"规则的作用下，这两种结合体开始相互连接在一起。你可以刻意地关注积极素材和消极素材，尤其是那些活跃地出现在你的意识中的积极素材，这样积极素材才能与消极素材建立联结。实际上，那些积极性比较强的想法和感受此时已经开始为进入消极素材开路了。当消极素材离开你的意识领域进入你的神经结构当中时，它会倾向于随手带走这些积极性的联结。之后，当消极素材随之被重新激活，它就会倾向于带来某些积极的东西，即那些积极的想法和感受。

重写消极素材

假设你和朋友起了一场小争执，你感到尴尬、不舒服，但是理智告诉你，你们俩很快就会和解。尽管如此，你还是会忍不住担心，那么现在你可以做的就是在关注自己的焦虑的同时，去体会那种被别人（可以是跟你争执的这个人）关心的感觉。一旦你意识到积极和消极两种素材，就要始终让积极的感觉保持比消极的感觉更强烈的态势。持续关注积极的感觉至少十几秒钟后，放松并释放你的焦虑，让被人关心的感觉再停留个大约十几秒钟。经过这一简短的练习，即使对两人关系的担心再次来袭，它也会变得更温和一点（或温和很多）。任何形式的脑力练习都一样，练得越多，对大脑的影响越大。这就是使用积极素材来减少消极素材的第一种方法。

尽管这种将积极素材注入消极素材的方法好处很多，但研究表明，有时它只是"重写"了消极素材，实际上并没有将其消除，就好像在一幅阴冷抑郁的旧作上面画了一幅漂亮的新作。被重写的消极素材，只要遇到合适的导火索，就会变本加厉地卷土重来，或者将来会更容易再一次乘虚而入。

消除消极素材

为了解决用积极素材重写消极素材这一方法的缺点，新的研究指向了第二种方法——消除消极素材，即使用某些特定的心理学治疗方案，像橡皮擦那样将消极联结从神经结构中擦去，而不仅仅是对其进行重写。以下是其运作原理。消极素材通常是跟一个神经诱因相联系的，假设在你童年时你曾遇到这么一位男体育教练，他嗓门大，爱挑毛病，十分吓人。在这种情况下，男性权威（这是一个神经诱因，不是所有的男性权威都是天生就带有负面性的）在你的大脑中就和害怕、羞辱的体验（消极素材）联系起来了。如果是这种情况，那么当你的工作环境中有这么一位男性权威人物时，你可能还是会感到不舒服，哪怕理智上你知道他不会像童年时的那位教练那样对待你。那么如何才能弄断神经诱因与消极素材之间的这条链条呢？

这就要用到人脑中存在的"和解时间窗"了。这个时间窗存在于消极素材被激活后离开意识领域的至少一个小时的时间内。通过不断反复回想神经诱因，同时只体验中立或者积极的感受（持续大约十几秒钟或更久），能够打断消极素材与中立诱因在神经结构中的联结，甚至降低与中立诱因相关联的杏仁体的激活程度。

这里举一个应对男性权威形象的例子，你可以使用上述两种方法来减少消极素材。首先，在心中建立起强烈的自我价值感，与此同时，在意识深处调出一段小时候被那位教练羞辱的记忆，这样一来你就将积极素材与消极素材联系起来了。其次，忘掉那段痛苦的回忆，然后在接下来的大约一小时内，连续几次集中精力只想那些中立或积极的东西（如价值感）。与此同时，在心中反复咀嚼男性权威这一概念的含义，拿出至少十几秒钟的时间来回味一段有关你认识的一个男性权威角色（中立诱因）的回忆或画面。

你也可以在日常活动中使用这一方法。在和一位男性权威人士开会前，你可以在意识中将强烈的自我价值感与记忆中有关那位体育教练的痛苦回忆联系起来，然后在会议过程中，重新回味几次这种价值感，但不要再触碰那段有关教练的回忆。你也可以用一种更低调的方式来进行这一练习，比如你可以一边看着这位男性权威人物穿过房间，一边不断回味你内心的自我价值感。

各种强大的可能

总之，在重建以及和解的过程中，消极素材内在的神经模式是可以通过以下两种方式与积极素材建立联系并发生变化的。第一，你可以将积极素材融入消极素材，通过这种方式将消极素材置于一个更广阔、更现实也更富有希望的景观当中，舒缓、抚慰与消极素材相关的感受、知觉和欲望；第二，你可以打断消极素材和中立诱因在神经结构中的联结，并渐渐将其消除。

有一些强有力的工具可以被用来减少和清除消极素材。有关这方面我有一个最喜欢的例子：我正在替我女儿照看她那两条卡迪根威尔士柯基犬。我跟这两个小家伙很熟，我们之间情谊颇深。我决定悄悄地躺在地板上，看看它们会有什么反应。不消片刻，两个小家伙就跑了过来，前掌搭在我的胸前，开始舔起我的脸和嘴来，还轻轻地咬我的鼻子和耳朵，嗅我的脖颈，在我身边跑来跳去，然后又重来一遍。不用说，我自然是开心得大笑不止。这真是有关毫无保留之爱的一次可爱的经历。然后我突然想到，这次体验可以用来治疗我三四岁时的一段痛苦的回忆。我的祖母是个讨人嫌且十分残忍的人，有一次她把我锁在房门外，用旁边地里的母牛会过来把我吃掉这样疯狂的故事来吓唬我。我一遍又一遍地让自己回味两条柯基犬在我周围上蹿下跳，带着它们毫无保留的爱舔我的脸时的感受，同时也让自己回想关于祖母的那段痛苦回忆。成功了！现在，我每次想起祖母都会立即想起那两条柯基犬。旧的回忆渐渐离我远去，取而代之的是快乐和爱！

这就是内化积极体验的第四步：将积极素材和消极素材联系

起来，等于把为困扰思维的东西而开的"药剂"直接注入神经网络中，而那里正是痛苦、压力以及各种功能不调的根源所在。

这种联系可能看似稀奇或存在风险，但实际上这是一个自然的过程。我敢打赌你现在已经能时不时地让积极的感受和消极的感受同时涌入你的大脑了。比如当你为自己的孩子操心时，你可能会同时想起某个朋友对你的支持；当你为某些事情烦心而自我贬低、感到忧郁时，就去大自然里散散步；为疾病或损失而祈祷，或者把慢性疼痛放置到一片巨大而宁静的意识空间当中去。

你既可以通过正式的心理咨询来使积极素材和消极素材建立联结，也可以在日常生活中的各种非正式场合完成这一过程。举例来说，心理分析会将新的解读与一个人的神经官能症症状联系起来，罗氏疗法[⊖]则将来访者的痛苦纳入心理咨询师无条件的关心中。特别是由布鲁斯·艾克（Bruce Ecker）及其同事发展起来的一致性疗法（coherence therapy），此法系统性地将积极素材和消极素材联系了起来。

内化积极体验的第四步

接下来我们将详细介绍内化积极体验的第四步。开始阶段和前三步一样（拥有、丰富、吸收），然后，当你感到积极体验已经比较牢固时，就将其与某些消极素材联系起来。只要你喜欢，让积极和消极两种素材在意识中停留多久都行。然后，放掉那些消

⊖ 即罗杰斯学派疗法。由美国心理学家卡尔·罗杰斯（Carl Ranson Rogers，1902—1987）提出。罗杰斯提倡一种在心理咨询中治疗师对来访者的倾听、建立良好的"以来访者为中心"的治疗关系。——译者注

极的东西，让自己完全沉浸在积极体验中，至少维持十几秒钟。

如果某个中立性质的情况、行动、关系或欲望（例如中立诱因）在你的意识里与消极素材联系在了一起，那就在接下来的一个小时里，尝试几次在消极的感受完全不在场的情况下，和中立诱因一起去感受那些中立的或积极的东西，每次维持几秒钟或更久。有时并不存在明确的中立诱因，或者至少你想不出这样一个东西，不要担心，直接略过这一步即可。积极素材和消极素材在思维领域的停留还是对你有所裨益的。

让大脑同时考虑两件事

一次在脑中思考两件事情，一开始你可能会觉得非常别扭，但其实你早已下意识地在这么做了，比如你会边听课边记笔记，又比如一边开车送孩子去上学，一边确保他老老实实地待在后座。所以只要稍加练习，你就会如鱼得水。

要把消极素材放到意识深处，这样它才能若隐若现，小而温和。与此同时，要把积极素材放在意识的表层，这样它才能光彩照人，大而强烈。当消极素材变得过于强大时，要像扔掉烫手山芋那样立即丢掉消极素材。要站在自己这边。你是为了正能量而来的，要让正能量战胜负能量！你可以想象一群你的盟友站在你身边，支持你，给你鼓劲，为你加油。

如果消极素材来得特别强烈，让人难以招架，你可以只关注该素材的内涵，不去想其他，同时让自己沉浸在积极素材中。你也可以更仔细地了解消极素材，但依然要让它远离意识舞台，让积极素材待在聚光灯下。最具挑战性同时也可能是最强有力的是，你可以感受到积极素材与消极素材的直接接触。例如，你可以想象积极素材就像一场温暖、轻柔、绵绵不断的细雨一样沁入消极素材当中；就像一抹金黄色的香脂油轻轻碰触、舒缓你体内那些受伤或淤血的地方；或者，就像清澈的水把那久已干枯的老井注满。

建立联系

你也可以想象积极素材正在跟你心灵更年轻的层面建立联系。下面这位男士就是这么做的：在我三岁生日那天，我的母亲抛下我们一家人离开了。通常我会在附近的一座小淡水湖畔的一条小径上散步时内化一些积极的东西。每天我都能在那儿看到一些滋润我的事物，比如一大群鸟儿从空中优雅地飞过，又比如灌木丛上片片柔嫩的新绿。每当看到这类事物，我都会停留 30 秒钟，啜饮个中的美好。我深深地呼吸，想象着这一美妙的体验慢慢地在我体内沉淀——我发现在头脑中想象出一个积极体验正装满我心中的百宝箱的画面很管用。我开始将这一美丽的体验与母亲的离开联系起来。最初一想到母亲我就会感到无所适从，但练习了几个月之后，我便可以想起母亲而不会感到痛苦了。

你甚至可以建立起一种内心的那个孩子（我们每个人的心中都有一个小时候的自己）终于得到他一直需要的东西的感受。比如你可以幻想成年的你满怀慈爱地将小时候的你抱在膝上，轻声抚慰。下面这位女士就是这样做的：最近，童年时受到的一次深深的伤害，出现在了我记忆的兔子洞里。要在过去，这绝对会让我乱了手脚。但是这一次，我问自己：那个孤独的、害怕的小姑娘到底需要什么？答案就是她需要一个人非常慈爱地抱着她，听她述说她的伤心事。于是我索性想象有这么一个人，关爱地、温柔地抚慰她，听她倾吐心事，而不是劝她摆脱她的感觉。很多很多年以后，那个小孩子终于被听到、被感觉到、被抱在怀里，这之后那种伤痛又回来了几次，但是它已经变得越来越和缓了。

作为额外的奖励，如果你觉得可行，你也可以探索一种接收积极素材进入消极素材中去的感觉。就好像一种被抚平的感觉，或者感觉那个年幼的你终于得到哪怕一点点曾渴望已久的东西。这里涉及某种形式的双人透视法，一个你体验到的是给予积极体验，而另一个你所体验到的是接收积极体验。

三个必要条件

一般来说，内化积极体验的第四步包含三个必要条件。首先，你必须具备同时考虑两件事情的能力。其次，你不能让自己被消极素材绑架。因此如果要对付创伤记忆中的心灵黑洞，我不建议你自行采用这种方法（不过受过专业训练的治疗师可以在治疗过程中使用第四步中的方法）。最后，你必须始终让积极素材待在更显著的位置，否则它会受到消极素材的影响。

可能这一开始看上去显得非常复杂，但在你多尝试几次HEAL 的第四步之后，它会慢慢变得简单。

解毒剂体验

内化积极体验的第四步是将资源体验（这一点我们曾在第 4

章探讨过）与你自己的问题和需求匹配起来的一个非常有益的方法。举例来说，你可以把当下的感觉不错与焦虑感联系起来，将轻松与易怒联系起来，将幸福、感激与悲伤联系起来，将默契与孤独联系起来，将被爱的感觉与被伤害的感觉联系起来，将自我价值感与不自信联系起来，将动力与停滞感联系起来。久而久之，你就会在遇到某种消极素材时使用特定的某个积极体验来做"解毒剂"。其他相关案例，请参见表8-1，该表从你的三个核心需求（安全感、满足感、关联感）的角度罗列了一些积极体验和消极体验。当然，表中所列出的这些解毒剂并非处理消极素材的唯一方法。

下面这位女士利用关于所爱之人的一些积极的回忆来缓解他的离世所带来的痛苦：八个月前我失去了一位亲密的朋友。他是一个卓尔不凡的人，并且他非常爱我。我感到悲痛万分，但是之后我便把注意力集中到了我们曾经共度的一段美好时光上。我让记忆尽可能栩栩如生地展现在我的眼前，允许记忆中那快乐的感觉渗透我的全身。然后，悲伤变得柔缓，我用我们曾分享的熟悉的爱把它包容了进来。

或许最近你正饱受某件事的困扰，或许你需要对付周期性的焦虑症或内疚感，又或许你正尝试着愈合很久之前的一个伤痛，比如孩童时痛失某人的震惊。你可以试着在心里给这件事起个名字，然后想一想：什么样的经历能对这个问题有所帮助呢？一旦你心中有了答案（并不一定要完美答案），你就可以在日常生活中寻找机会来获得这种解毒剂体验，然后将其用于 HEAL 的第四步。另外，第 10 章给出了一些指导练习，可供你自行召唤并内化这些重要体验时使用。

反复将解毒剂体验与消极素材联系起来这一方法为我提供了巨大的帮助，我就是用这种方法渐渐把内心的洞给填满的。

表 8-1　解毒剂体验与消极素材匹配表

避免伤害	
消极素材	积极素材
软弱	力量
无助、抱怨	效率高、有担当
警觉	被保护、安全感、冷静
焦虑、害怕、着急	安心、放松，能看到自己的优势和长处，注意到自己此刻还不错
自我感觉污秽不洁	清洁，感到自己的身心都是健康的
敏感，能被交感神经系统的战逃反应迅速激活	各种意识都很平和，受副交感神经系统的休养生息状态（即休息与消化状态）活化作用影响
行动迟缓、僵滞	肢体活动、情感发泄
寻求回报	
消极素材	积极素材
失望、悲伤、失落	感激、高兴、美好、愉悦、收获
沮丧	成就，看到目标实现
失败	成功
急功近利	满足感、充实感
无聊、淡漠	感受此刻意蕴丰富的内涵
亲附他人	
消极素材	积极素材
被抛弃、被疏于照顾	感觉被爱
被无视、被误解	感到自己被看见、接收别人的同情
被冷落、被排斥	归属感、感到自己被需要
不自信、羞耻感、妄自菲薄	感到被承认、被欣赏、被赞扬
孤独	友谊、待人和善、善待自己
以面具示人、冒充者症候群	感到被接纳、接纳自己、真诚
怨怼、生别人的气	果断、来自他人的支持、自我疼惜

从消极素材开始

大多数情况下第四步都是从积极素材开始的，但是你也可以用消极素材作为你的起始点。

假如你体内的一些消极的东西被重新激活了，就进入大脑思维的三种基本方法来说，你可以先从第一个开始：关注被激活的东西。你后退一步，隔着一段距离观察这个消极素材。一段时间后，你就会自然而然地进入到第二个阶段：减少消极素材。你可以稍微放松一下，哭一哭，或者尝试赶走某些有害无益的想法。到了某个水到渠成的点，你便会做好准备开始进入思维的第三个阶段：增加积极素材。然后，你使用 HEAL 四步曲，并且要特别关注那些能够为消极素材提供解毒剂的核心体验。

我经常使用这一方法来处理一些比较温和的消极体验，比方说当我为了写一封电子邮件而绞尽脑汁、垂头丧气时，我会先从仔细思考我的反应开始，试着弄明白我到底被什么困扰着。或许是要在这么短的时间里完成这么多事情让我倍感压力。接下来我会开始慢慢地吐气，并眺望一下窗外，通过这种方法来驱走那种重压感。随着我内心的压力指数从橙色警报下降为黄色警报，哪怕黄绿色，我会转而引入一些好的感觉，比如从今天已经完成的事情当中获得的成就感，以及即使不马上写完这封电子邮件也没什么大碍的大体不错的感觉。然后，借助于内化积极体验的第四步，我将帮助这些好的感觉与我大脑中疲惫烦躁的部分建立联系，让前者沉浸到它们当中，安抚它们，让它们放松戒备。就这样，下一次我的收件箱爆满将不会给我带来那么大的压力。

当人们因为某些事情感到有压力、着急、沮丧或受伤害时，他们通常会使用两种方法（顺其自然和主动放手）来进入思维，而跳过第三种：让其进入。如果用花园来比喻人类思维，他们就等于错过了一个在拔掉杂草的地方种满鲜花（即内在力量）的机会。任何一个园丁都知道，如果不种上鲜花替代杂草，杂草就会"春风吹又生"。所以当消极思维（或至少其中的一些）流经你的大脑时，一定记得内化其中好的部分。

将积极素材与消极情境联系起来

第四步还有一个变体，即刻意鼓励一个具有强烈积极性的体验进入到你感到困难的情境中或用它来对付难以相处的人。渐渐地，这些你曾反复内化的积极素材，会在那些此前曾对你极具挑战性的情境中，作为内在力量被自动激活。这里我要举的一个例子，讲的就是如何在紧张不断升级的情境下放松、平静你的身体。

把困难程度划分为1～10这十个等级，你应该先从最简单的情形开始，逐步提高难度等级。比如说，午餐时间，你正在一家熟食店里排队等着点一个三明治，此时你感到有点紧张，不知道能不能及时赶回去上班。假设这个情景的难度等级为1级，在排队的时候你可以使用一些放松的方法（例如缓慢地吐气，或者回想一些开心的时光）来让自己渐渐感到好起来。接下来，选一个难度系数稍大一些的情境，2～4级之间的。例如，你今天有一个非常重要的会议，而你却过度纠结于该穿哪件上衣或者系哪条领带。这时你就要不停地安抚你的身体，直到它镇定下来。接下来继续提高难度系数。比如对一位同事的看法公开表示异议，这大概算得上 6 级难度，不同意老板的观点则要算是 8 级难度了（显然你最好不要做一些于己无益的事情）。即使在这些情境下你也要不断地放松自己的身体。你不需要表现完美，如果已经到了 6 级难度，那么有些紧张或坐立不安是很正常的，更别说 8 级或 10 级了。等你做好准备，就可以进入 10 级难度的情境了：告诉一个对你来说意义不同寻常的人，你对某个在你看来非常脆弱和重要的事物的真实想法是什么。

你还可以用这个方法来处理一些棘手的情形。下面这位女士就学会了将积极体验与慢性疼痛联系起来：我患有非常严重的背部疼痛，而且这种痛感会因为我的恐惧而升级。作为反击，我开始集中注意力关注疼痛不发作的时候。我去上班，如果我的背部没事，我就会花几分钟的时间来确认这个事实，让自己对此产生一股舒服的感觉。我会去幻想某种形式的温暖（有时是一道温暖的光，比如阳光，有时则是一种暖暖的、发亮的、黏黏的液体，有点像融化的巧克力），这种感觉会渗透进我身体的每一个细胞，尤其是我的背部。那感觉真的就像这种温暖的好感觉在舒缓我的背部，好比在嘎吱作响的门铰链那儿滴了几滴油。每次这么做，我都好像在大脑里制作了一部关于我的背感觉很好的视频。最终我的大脑里储藏了几百部这样富有积极性的片子，每次看我都真的会感到很惬意、很舒服，而且很容易被感动。日积月累，背部疼痛不再是我要时刻防备、提心吊胆的痛苦，而是变成了我的一个期待。就好像思维变得更柔韧，使得我的身体也变得更柔韧。

第四步练习

下面的练习主要关注的是寻求回报系统的一些核心体验。我们先从一个充当解毒剂的积极体验开始，该体验针对的是人们在无法达成目标时可能产生的一些消极感受，比如沮丧、失望、失败感以及不自信。能够平复和替代这种消极素材的解毒剂体验包括成功感、抵达目的地的成就感、满足感以及被赞赏和被重视的感觉。

要做这个练习，你必须知道自己想缓解和替代的消极素材是什么以及其解毒剂是什么。弄清楚这两件事情，本身就有帮助，因为这样你就更清楚该去寻找或者创造什么样的积极体验。我建议你选择一些激励程度从温和到适中不等的消极素材，看看本质上中立的情境、行动或欲望（中立诱因）能否在你的大脑中与消极素材建立联系。举例来说，制定待做事项清单，设定目标，跟别人谈论你的希望与梦想——这些体验如果算不上积极，也可以说是中立了，它们可能会和失望或失败感这类体验建立联系。无法识别中立诱因也没关系，你还是可以进行第四步。如果你陷入消极素材，就立即把它丢掉，只专注于积极素材。积极素材稳定下来后，如果你愿意，你可以把消极素材再次带回到意识里去。

下面是具体的练习步骤。

1. **拥有**。当你达成一个目标时，请将与之相关的体验带入意识一次或多次。不管是一项重大成就，还是完成一组任务，或者一部迅速展现出你生命中无数个里程碑的人生快进电影。

让知道这些事实成为一个有关成就、贡献和价值提高的体验，成为一个感到自信且不止于自信的体验，成为一个成功者的体验。

2. **丰富**。对这一体验持开放的态度，并仔细体会一番它。让它变得更强烈。沉浸其中，帮助它在你的思维中变大。探索它的不同方面，找到其中新鲜的东西。仔细想想这种成功的体验是如何与你建立起联系的。

3. **吸收**。刻意引导并感受这一体验在你体内沉淀的感觉。让这种成功的感觉与你互相融合。当你的成就感和成功感逐渐增强时，让所有的驱动力，连同内心全部的贪婪以及所有形式的急功近利都离你远去。

4. **联系**。等你准备就绪，就可以进行第四步了。从意识深处调出一些对消极素材的了解。你可以只是知道消极素材流经你的大脑，或者迅速地探查一遍消极素材，或者是建立一种关于它给你带来何种感觉的感受，或者注意到一段消极的记忆。与此同时，除消极素材外，还要把积极素材保持在意识当中比较显著的位置。同时保有这两种素材，就好像两个东西同时出现在舞台上，积极素材在前，在聚光灯下，消极素材则置于昏暗的舞台侧翼处。

你也可以获得一种积极素材与消极素材建立联系的感觉，前者以某种方式进入后者，与之结合，沉淀其中，就像暖暖的金黄色药膏抚平内心的伤痛，或者像金色的粉尘散落在充满问题的地方，又或者像光照进阴影。你也可以想象用美丽的珠宝或者其他任何你喜欢的东西慢慢填满你心里的那个洞。

你可能会产生一种那个小时候的你终于获得所渴望的东西的感觉。你可能会有一个画面或者一种感觉——某个慈爱和善的人抱着年幼的你，正给予着你什么。

如果你过度沉溺于消极素材，就唤醒积极素材，使其在意识中的位置更显著，将其推到思维的台前。如果消极素材还是很强大，就果断放手，重新将积极素材带到意识的中心。一段时间后，如果你愿意，重新把消极素材带到意识深处，用更强大的积极素材再次与其融合。

如果你觉得可行，也可以试试看能否获得一种接收积极素材的感觉——感觉它沉淀到你内心深处那些脆弱、伤痕累累、饥饿而充满渴望的地方去。

然后放手，将消极素材一并丢弃，只保留积极素材。如果这一步让你感到困难或者很牵强，可以试着告诉自己你是可以保有那些积极体验的，这么做是被允许的，这对你和他人都有好处。要坚定地站在自己的立场上，拿出决心来，将焦点全部放到积极体验上。

在接下来的一个小时里，多次关注一些（仅限于）中立和积极的东西，比如成就感、成功感等，同时带入一些失败感作为中立诱因（例如人、情境、概念等），每次至少持续十几秒。

你需要一些勇气来实践第四步。一定要格外善待自己，认识到敞开胸怀迎接消极素材需要多大的气魄和人格力量。假以时日，它会沉淀很多（即使不是绝大多数），消极素材的真实体验会变得相对简短，不再那么让人难以承受。这一结果本身就是个好消息。

吸收精华

- 消极体验是生活的一部分，而且有时它们亦有其价值所在。但是在消极偏见的作用下，消极素材很容易转换为消极体验被储存进大脑，这无论对你本人还是别人都会带来一些不好的后果。

- 通常情况下，当存储于隐性记忆中的消极素材被激活时，它并非作为一个整体从储藏中被拿出来，而是经由一个不断变化的过程进行的重组。一旦进入你的意识当中，它就会开始与意识中现存的所有东西结合。然后，当它不再活跃时，它会再次经由一个不断变化的过程被重新整合到你的记忆当中。

- 记忆的重组和重新整合本质上是不断变化的，这就为你提供了两种改变消极素材的好方法。第一，当你发现你的意识里除有处于显著地位的积极素材外还伴有消极素材时，积极素材能够平复、弥补，有时甚至能重写消极素材。第二，在"和解时间窗"期间，如果你将一个与消极素材有联系的中立诱因带入意识，同时只体会中立或积极的感觉，便会打断消极素材被重新整合到记忆当中的过程，并逐渐消除消极素材与中立诱因之间的联系。

- 要想实践 HEAL 的第四步（将积极素材与消极素材联系起来），你必须具备一种同时让积极性和消极性进入意识领域，并使积极素材保持在比较显著的位置且不被消极素材挟持的能力。

- 一旦你识别出了核心积极体验，就可以借助第四步来处理一些旧有的伤痛及其他各种心结。要寻找机会去获得这样的积极体验，一旦它们被激活，便将其作为解毒剂与消极素材建立联系。

- 你还可以借助第四步来处理一些以消极体验开场的局面。首先，好好体会一下这种艰难的感受，带着自我关怀的心情去观察它；其次，一旦感到时机成熟，就将这种感觉释放；最后，唤起记忆中的一段让你感到舒服的积极体验，将其与最初那个消极素材联系起来。

- 将积极体验与消极情境结合起来，不管这些消极情境是实际发生的还是想象中的。假以时日，这将帮助你在面临这些情境时感到更自在，更胸有成竹。

第 9 章 好用处

现在我们已经探讨了内化积极体验的 HEAL 四步曲，接下来就来探讨一下如何在不同的情境下使用这些方法，来解决不同的问题。

让好教训在你心中扎根、沉淀

日常生活中蕴藏着很多机遇，可以让我们学习到一些重要的东西，继而做出一些变化。最近妻子一直抱怨我有时会让她等，不管是一起坐车离开时，还是准备一起看喜欢的电视节目时。在我因为被逮到又挨批评而产生"讨厌，走开"的心理反应之后，我意识到我并不是真想害她苦等。近来针对这一问题，我一直在心里培养一种体谅她的感觉，让自己沉浸在这种感觉中，这样等下一次我们再准备一起看电视时，它会把我早早引到我家客厅里去。

你也可以做一些更正式的结构化行为，比如人力资源训练、做祈祷、冥想、记日志、做瑜伽、参加正念工作坊（mindfulness workshop）或者做心理治疗等。在做这些事情时，如果什么东西真正触动了你，而且这个东西看上去很重要，那就拿出时间将其内化。在这个行为结束后，利用一些时间来让那些特别滋养身心的东西在你体内稳定下来，将它们嵌入你的精神纹路中。

你可以用 HEAL 四步曲来学习新的方法，从学习使用一根棍子，到学会在一个发怒的少年面前保持冷静。与这个方法相关联的感受和情绪越强烈，你在头脑中重复这一感受的次数就越多，它大致的记忆轨迹就会越显著，你也就学得越快。

追求于你有益的东西

美好生活的一个关键就是要学着去追求那些于你有益，然而老实说你又不特别喜欢的东西。举例来说，我并不喜欢在跑步机上埋头疾走半个小时，但这件事情于我有益。工作中，有些人可能本性上并不喜欢在公共场合发言，但是这样做有助于推动他的职业发展。或许有些事情你有点儿想去做（比如每天练习弹钢琴），只是没办法坚持下去而已。

当然你可以咬紧牙关，锻炼意志力，但这要求你全神贯注，非常耗费精力，很难坚持。再说有些人天生就是遗传性变异，无法制造出正常数量的有效的多巴胺受体（dopamine receptor），所以他们需要更多的奖励才能避免动力被用光。此外，如果内化一些与你想鼓励自己去做的事情相关的回报丰厚的体验，你的大脑就会朝那个方向倾斜，好比那则广为人知的小故事中的驴子试图吃到胡萝卜。⊖以弹钢琴为例，当你想到要弹钢琴时，就引入一些关于这个动作的享受的感觉，在弹的时候，要不断地把注意力重新聚焦在那些快乐开心的事情上，帮助这些体验在你心中沉淀。一旦弹完，就内化这种满足感、欢庆感、竞技性的愉悦、价值感和幸福感。可以的话，在意识到自己想弹钢琴的同时记住弹完的收获。这样，想做的事和事后的回报就开始结合起来了。

　　如果你试图摆脱毒瘾、酗酒、暴饮暴食和赌博这类困扰性欲望，这些方法也是很有用的。沉溺于这些欲望是一条不归路，这条路的吸引力是如此强大，以至于让你很难去欣赏摆脱这条路后的回报——没那么有吸引力，但有益健康。举例来说，如果你给一个小孩子吃很多的糖果，那么他再吃苹果就不会觉得甜了。除了其他一些途径（例如向一位密友和盘托出你的问题、进行心理治疗、加入匿名戒酒会⊜等），你还可以通过内化积极体验来强化

　⊖　指的是西方流传的一个古老的故事，说驾驴车的人只要遇到驴子不肯走，就会拿一根长杆绑着一根胡萝卜，将长杆悬到驴子面前，驴子以为只要向前走一步就可以吃到胡萝卜，于是就会不停地向前走，却始终无法吃到这根胡萝卜。——译者注

　⊜　也叫嗜酒者互诚协会，即 Alcoholics Anonymous（AA），是一个国际性互助戒酒组织，1935 年 6 月 10 日由美国人比尔·威尔逊（Bill Wilson）和医生鲍勃·史密斯（Bob Smith）在美国俄亥俄州阿克伦成立，现在会员超过 200 万。该组织旨在让酗酒者通过互相分享各自的经历、力量和希望，达到戒酒的目的。所有成员对外均保持个人匿名。——译者注

戒酒后的各种回报，加强回头路的吸引力。假如你正试着让自己做到饮酒适度或滴酒不沾，那么当你跟朋友外出进餐时，要意识到只喝一杯酒你感觉也很好。试试看，当心头不再笼罩着一片乌云的时候感觉有多棒。感受那种忠于自己的目标时所产生的价值感，留意来自别人的所有积极反应，让自己体会一下受人尊重的感觉。当你早上醒来时，要为自己坚持只喝一杯酒而感到高兴。我听过这么一句话：相比于更小的幸福，智慧总是偏爱更大的幸福。日积月累，通过一遍遍地将这"更大的幸福"带来的丰厚的回报体验内化，你将逐渐帮助你的大脑向它倾斜，而远离那更小的。

如果你愿意，你可以提醒自己在内化积极体验时使用一个简单的核对表，如"重塑你的幸福"中的表格。在每一栏的开头填写你想要内化的体验，比如那些能够帮助你去追求对你有益的东西的体验，或者任何你觉得重要的体验，如力量、勇气、轻松、热情、被爱和被关心的感觉，等等。这里我把表头留成空白，以便于你复制表格，根据你自己的需求填写。请随意使用或与他人——比如职场培训中的参训人员、孩子们等——分享。

重塑你的幸福

- 在每一栏的开头填上你想内化的体验。你可以先复印几份，然后按照你的喜好来添加开头。
- 在下面各栏，标注上你做练习的日子。（如果练习不止一次，还可以添加标记。）

星期一					
星期二					
星期三					
星期四					
星期五					
星期六					
星期日					

一块蛋糕

我们的生活被各种各样的情境和事件所占据（例如赚钱、准时上班或被表扬），它们能使我们拥有许多体验，这也正是这些情境和事件的价值所在。尤其是当我们遇到不好的情境或事件的时候，上述观点能使我们以平常心对待这些不好的情境或事件（虽然它们对我们不利，但它们让我们有了一些独特的体验）。

假设你很想拥有一个伴侣（这是一种情境），却得不到。当然，浪漫的关系很重要，没有伴侣也很痛苦，但除了拥有一个伴侣，你还可以通过其他方式来获得与拥有伴侣相似的体验，这些体验包括乐趣、关爱、安全感、愉悦。这里说的"其他方式"包括和朋友来往，与父母和子女建立亲密关系等。虽然这些方式不能让你获得与拥有伴侣完全相同的体验，但你至少获得了一部分。

也就是说，虽然你没有吃到整个蛋糕，但你至少能吃到一小块。

不幸的是，面对拥有渴望已久的体验某些元素的机会，很多人选择视而不见，因为他们只想要全部。他们担心这一小块可能会阻碍他们吃到整个蛋糕，但事实真的不是这样。同事的尊重、朋友的温暖以及父母的爱怎么可能会阻碍你找到一位浪漫的伴侣呢？实际上，这一块块唾手可得的小蛋糕通常会推动你朝着得到整个蛋糕前进。

还有的人认为吃一小块蛋糕，岂不意味着放过那些过去应该给他们整个蛋糕却没给——没准儿连一勺奶油都没留下的人？是的，那些人，不管是家长、老师、兄弟姐妹、同学、爱人还是生活伴侣，的确应该满足你全部的需求。我用蛋糕做比喻，并不是想低估你可能遭受的损失、痛苦甚至虐待。坏体验就是坏体验，没人能否定。真要说的话，就我的经验来看，大多数人对发生在他们人生中（尤其是在小时候）的坏事及其带来的痛苦往往是一副轻描淡写的态度。拒绝到手的那一小块蛋糕让我想起了匿名戒酒会中说的一句话：抱怨，就像给自己吃毒药，却在等别人死。更重要的是：你是想体验为了过去的事情委屈愤恨、责难他人，还是想体验当下被爱的感觉呢？而且，你完全可以在清楚地知道别人如何伤害了你的同时，给自己一些抚慰心灵的体验。

填满心中的那个洞

小时候我除草时除过很多蒲公英，我发现如果不把根除掉，它还会继续生长。同样的道理，让那些关键性的解毒剂体验沉淀并扎根于你的心结中最深、时间最久的那一层是非常有帮助的。有些人非常幸运地拥有美好的童年，但就我的经验来看，更多的人童年都很艰辛。就避免伤害系统来说，可能童年时你缺乏安全感，感觉得不到保护，有很多的害怕和恐惧，或许经常有人找你的碴甚至殴打你。在寻求回报系统方面，你可能经受过某种损失，或者缺乏在学校获得成功所需的各种资源。就亲附他人系统来说，或许你经常被哥哥姐姐贬低，感觉自己像个局外人，或许你曾被初恋男女朋友背叛和羞辱，或许你曾因为外表、种族或社会阶层而被排挤。

很多人都因为"揪着过去不放"而感到尴尬。他们不明白："为什么我到现在还不能释怀？我到底有什么毛病？"本质上，人的大脑就是不断地被各种体验以持久的方式重新塑造的。如果我们能够被生活改变得更好，那一定也能被改变得更坏。实际上，大脑的消极偏见使得我们尤其容易被消极体验改变。大脑的设计使得我们在童年时期具备超强的学习能力，因此那时出现的问题，比如虐待、疏于照料、羞辱、霸凌、歧视、严厉的责骂、家庭的贫困和经济上的窘迫、沉甸甸的秘密、令人毛骨悚然的经历、被排斥、紧张的家庭关系、受伤、残疾和疾病，等等，会给我们的心灵投下一道长长的阴影。甚至一些相对温和的事情也会累积起来，比如在与人交往时感到有点尴尬。你的性情会影响这些事情给你带来的变化，那些别人看来虽然不悦但尚可忍受的事情，可能会给你造成很大的伤害。通常我们受小时候发生的坏事和长大后发生的好事影响，你的个人成长经历非常重要，它会造成一些后果，会在你心里留下一个洞。

你无法改变过去，但是你可以用今天的一些核心体验去填补心里的那个洞。找出一个你童年时期非常严重的问题。它主要属于哪个系统？避免伤害、寻求回报还是亲附他人？接下来找到表8-1，从中找出一个能够帮助你解决这个问题的核心体验。你也可以想想这些问题：在我小的时候，要怎样才能不出现今天这种情况呢？我内心深处最渴望的东西是什么？这些问题的答案能为你提供至少一个解毒剂体验。接下来，尝试反复建立并内化这些体验。

你并不是要否定过去，也不是要排斥现在这些痛苦的感受，你只是为自己提供一些资源，来处理那些你力所能及的事，而忍受那些你鞭长莫及的。久而久之，你就可以给予自己一些（甚至很多）小时候就应该拥有的东西。在本书开篇的小故事当中，我就是这样帮助自己的，我吸纳进了那些被接纳、被重视的体验，填补了我心中的洞。

让蓝色不再忧郁

我的很多家人和客户都饱受抑郁症的困扰，这一情形之普遍着实让人心痛。许多针对心境恶劣障碍[⊖]（即慢性抑郁）或轻度到中度抑郁症的心理学上的方法（比如心理治疗、阅读等）都会鼓励人们建立自我控制感（a sense of agency）而不是受困感和无助感，比如一些可以享受过程且回报丰富的行为，与朋友共度的美好时光，自我关怀，用现实的赞成性的想法取代灾难化、批判性的想法。使用HEAL四步曲强化这些干预方法是非常有效的，而

⊖　即dysthymic disorder，也叫精神抑郁症。——译者注

且它能更普遍地将正能量带进你的生活和大脑。

大体上说，内化积极体验的方法不适用于严重的抑郁症，因为在那种情况下创造积极体验，即使可能，也会非常困难。企图在自己身上实施这种方法，或者请别人（比如你的治疗师）帮你做，只会让你倍感沮丧甚至更糟。但也有例外，那就是一些简单的令身体愉悦的体验，比如吃甜食，或者寒冷时去取暖。即使是那些严重抑郁的人，也有可能具备一些基本的能力，能够享受到一些短暂的快乐体验。如果运用第 7 章讲到的丰富和吸收积极体验的方法使身体愉悦，可能会帮助一个严重抑郁的人逐渐恢复享受快乐的能力。

精神创伤的复原

不管是交通事故、抢劫、强奸、伤害还是儿童虐待，任何形式的创伤都意味着受害者无力阻止坏事情的发生。当然，这种无力不是受害者的错。创伤的治疗和痊愈过程也是在受害者体内培养能力和勇气的过程。从这个意义上来说，在采用心理治疗或自己努力应对的同时学会内化积极体验可能会有所帮助。举例来说，创伤的一个核心特征是受困感、不能动弹以及无助感——受害者无法摆脱这种难熬的处境。内化一些有关力量感（agency，参见第 10章）的体验，一种能够促成什么事情的体验，哪怕这些体验只发生在想象中，可能都会有所帮助。创伤的另一个常见特征是对充分而稳定的沟通充满畏怯，内化一些让人感到自信、坚定的体验可能会非常有用（参见第 10 章）。但是要注意：一旦知道积极体验能够为对付创伤提供预期性的资源，就很有可能唤起受害者对创伤的回忆，继而将其激活。因此首要原则是，不要造成伤害。

创伤就像一个黑洞，一不小心就会把你吸进去，而被困在这个黑洞里（再度经受创伤）会成为一种精神上的再伤害。因为内化积极体验四步曲中的第四步会把消极素材带入意识当中，所以我不建议精神创伤受害者自行使用这一方法来处理创伤本身的中心体验，请一位技法熟练的心理治疗师来帮助可能会有好的效果（很多针对精神创伤体验的心理治疗都会将积极素材和消极素材联系起来）。你或许可以自己使用第四步来处理某种程度上处于精神创伤边缘的一些问题。例如，你可以将自我关怀（参见第 10 章）与在保护他人时失职所造成的痛苦联系起来，例如看护人因为没有意识到儿童被虐待的迹象而没能出手制止。

更多有关精神创伤的治疗和复原的信息，可以参见朱迪斯·赫尔曼（Judith Herman）、彼得·莱文（Peter Levine）、帕特·奥格登（Pat Ogden）和巴塞尔·范德考克（Bessel van der Kolk）的作品。[⊖]

喂养你的人际关系

不管是居家还是工作，还是在其他场合，人际关系就像一个挂毯。日常生活的繁忙和不可避免的快节奏不断拉扯着它的线头。如果双方都不去持续地向这段关系注入积极体验，那么挂毯

⊖ 由机械工业出版社出版的有《唤醒老虎：启动自我疗愈本能》《创伤与记忆：身体体验疗法如何重塑创伤记忆》《创伤与复原》《身体从未忘记：心理创伤疗愈中的大脑、心智和身体》《心理创伤疗愈之道：倾听你身体的信号》。——编者注

的经纬就会被拉散，最终可能会支离破碎。我并不是说要你忽略真实存在的问题，而是劝你也要关注一下对方的一些好品质，关注那里面有哪些是你可以喜爱的，关注眼睛背后的人。那些看似微不足道的小事通常是最感人的，就像下面这位女士所经历的：每天早晨我都会拿出一点时间来回味一下对我先生的感激之情。我会想起他身上那些我欣赏的东西，比如他总是会用一些小小的辣椒圈和胡萝卜卷来装饰我们的沙拉。他不是厨师，但是他总是很想做一些事情来让我开心。想到这些我笑了，并把这种有一个爱我的老公的感觉深深吸入体内。当我想到那些恼人的事情时，比如他总是不把脏衣服放进洗衣篮里，而是非得放到篮子旁边的地板上，我会很快又想起来他想讨好我时的感受。这个欣赏我先生的小练习真正改变了我的生活，也改变了我的婚姻。

懂得欣赏人际关系好的方面，能够喂饱你的心灵，让你感觉舒适怡然，客观地看待分歧和怒火。对方也会对你更好，因为他能感受到你更理解他、更欣赏他了。

当你真的需要修补一段关系时，内化该关系中的积极体验就显得尤为重要了。毕竟，执着于关系中坏掉的部分，忽视或贬低那些好的部分，会让你感到很不舒服，而且也会令对方伤心，不利于双方继续努力推动关系朝着积极的方向发展。如果你愿意，你可以请对方也多去关注一些关于你的积极体验，并且记在心里。

帮助他人

有时帮助别人可能也会有助于你内化积极体验，对那些卫生保健从业者、经理人、人力资源培训师、瑜伽指导老师、健身教练、正念减压师、执行教练或心理咨询师来讲尤其如此。你可以在 www.RickHanson.net 网站上找到很多免费的资源（可参见第 9章中关于父母和教师对儿童使用 HEAL 四步曲的内容）。

你可以向任何人提供一种或多种可能的帮助他人内化积极体验的方法。首先，你可以在不吸引别人注意的情况下暗中实践，比如将他的注意力带回到曾被其忽略的一个正当的认可上。其次，你可以先描述一番这个方法，让他来决定是否采纳。再次，你可以开门见山地带领他完成内化积极体验的这四个步骤（合适的话可以止于第四步）。最后，你也可以鼓励他自己去实践，并跟进观察结果。

我认识很多人，对他们来说内化积极体验效果很好，无论是针对普遍问题还是具体问题。假设你是一位经理人，希望激发出雇员更多的创造力。人的哪些内在力量能够催生出创造力呢？其中一个可能是被重视的感觉，而不是害怕出错的焦虑。所以你可以让他们回想感觉自己真的被欣赏的时刻，然后让他们将这种体验内化。再假设你是一位心理咨询师，你的一位来访者从小就是被一对同床异梦的父母养大的。那么对他来说，什么样的内心感觉比较重要呢？我们姑且说那是一种觉得自己很特别的感觉好了。你就可以建议他回想一下那些他感到有人疼惜他、重视他、渴望他的时刻，然后将这种体验内化。

无论是一些正式的项目（如正念减压训练或心理治疗），还是那些帮助别人变得更健康、更快乐的非正式的努力，内化积极体验都会使结果变得更好。随着更多流经你大脑的体验转变成持久的神经结构，一个积极的精神状态会给你带来更高的"投资回报率"。

儿童与内化积极体验

我曾经在心理治疗中让年轻的来访者使用内化积极体验法，也曾经跟对自己的孩子和学生采用此法的老师和家长交流过。诚如一位成年人士所言，共有四种方法可以在儿童身上实践 HEAL 四步曲，当然在实践过程中要根据儿童的年龄和情况做出适当调整。

首先，你可以在不引起他们注意的情况下，引导他们练习这些步骤。一开始就鼓励他们建立一个积极体验，如果积极体验已经建立，就鼓励孩子们继续保持，有时还要鼓励孩子们让体验在心中沉淀下来。假如你要帮助一个刚学会走路的幼儿或者学前儿童强化一种抚平心绪的感觉，好让她感觉更自在、少哭闹，当她真的安定下来时，你就可以花十秒钟或更久的时间在她身边轻声呢喃："对，现在感觉好多喽……舒舒服服感觉真好哦……苏茜感觉真好啊……你心里好舒服啊。"再比如，你家那个上六年级的小家伙最近一直觉得自己在学校不受大家欢迎，那么当你听说他喜欢和别的孩子坐一张桌子吃午餐时，你就可以引导他说出为什么喜欢这么做。你无须扮演心理咨询师或者为孩子的人际社交问题而焦虑，只需做一个好奇的听众。你可以酌情给这些体验配上一些语言，或者重复孩子说的话，来帮助他把注意力始终集中在那些好的感受上，而不是把你的注意力匆忙移开，转移到其他事情上去。如果觉得时机恰当，你可以告诉孩子他喜欢的那种感觉能去到他心里所有他不喜欢的角落（引导孩子进行 HEAL 四步曲中的第四步）。你还可以用这个方法帮孩子培养一些你鼓励的性格品质。假如你现在要帮助大一点的孩子学会不要在弟弟妹妹面前对玩具有太强的占有欲，那么当弟弟妹妹把玩具完璧归赵时，你可以帮助大孩子把这种松了一口气的感觉以及你对他的慷慨大方所表现出来的赞赏，沉淀在心里。

其次，你可以向孩子们展示这四个步骤，但是让他们来决定是否采用。我发现这种方法，在对付青少年以及那些孜孜以求地渴望获得独立性的孩子时特别有效。内化积极体验通常时间很短且感觉很好，孩子们往往很喜欢，因此教起来也很容易。你可以举例子，分享你自己的体验。你可以跟孩子聊一聊那些可供他内化积极体验的时光，例如当别的孩子对他表现出友好时，或者当他完成一项任务时。对约六岁或更大一点的孩子可以说一说大脑如何像维可牢那样对付负能量，又如何像特氟龙那样对待正能量，我发现这很管用，孩子会立即明白果然是这样，于是会不想让那些坏东西卡在他的大脑里。我会视情况告诉孩子，大脑正控制着他们，对他们呼来喝去（没有哪个孩子会喜欢这样），但是只要他们愿意，真正做主的就是他们自己。

再次，你可以正大光明地带领孩子一一完成这些步骤。就像教孩子阅读一样，我们也可以教孩子一些培养情商（emotional intelligence，EQ）的内心技巧，这其中就包括内化积极体验的能力。内心技巧对孩子的一生都有很大的帮助，如果我们重视内心技巧的训练，就可以让孩子像学九九乘法表一样去学习这些技巧。举例来说，当让孩子上床睡觉时，你可以拿出几分钟的时间和他回顾一下这一天发生的事情，或者一些美好的事情，以帮助孩子建立积极体验。可能你的儿子或女儿今天学到了一些新东西，或者在足球场上表现抢眼，或者意识到了奶奶非常爱他。一旦积极体验被激活，你就可以建议孩子让这种感觉变得更强烈，以此来使其更加丰富，然后让他就像在内心深处的百宝箱里放进一件珠宝那样，把这种感觉吸收进自己的身体里。你也可以建议孩子将这一积极体验与心里任意一个让自己难过或受伤的事情联系起来，这样好的感觉就会慢慢地取代坏的感觉，就像鲜花挤走杂草一样。老师也可以在一天的课程开始之前拿出几分钟的时间，带领学生完成内化积极体验四步曲中的前三步，鼓励他们对学习新东西产生一种兴奋，并将这种感觉内化，然后在放学前再拿出几分钟，让学生感受并内化一天下来的成就感。

最后，你还可以请孩子在某个特定场合下，比如当别的孩子表现出友好或者当他成功地完成一项任务时，自己练习使用HEAL 四步曲。然后你视情况进行跟进。孩子放学回家后，你可以问问孩子今天有没有内化积极体验。如果有，你可以问问他感觉如何；如果没有，你可以追问一下原因。当然，孩子跟大人一样也不喜欢被人审讯，采用温柔问询的方式会让过程顺利得多。

总而言之，最佳方式就是轻松随和、实事求是。儿童完成HEAL 四步曲的速度通常比成年人快，每次 5～10 秒钟就够了。年轻人对事物的感受总是很敏锐，但他们通常找不到合适的语言来表达自己的感受，因此让一个孩子来描述自己的感受会让他很为难，而且可能会让他对内化积极体验这件事情失去兴趣。你完全可以婉转地给孩子提示一些文字来描述他可能的感受。如果你对于孩子所需要的体验有自己的想法，比如需要通过对某件事情（任何事情都行）的成功感，来克服在学校的失败感和不自信，那么你可以寻找一些自然出现的机会来让孩子内化这些体验。可以参考表 8-1 中列出来的一些可能的解毒剂体验，这可能对你的孩子非常有帮助。

所有的年轻人都能从内化积极体验中获益，对其中一些人来说内化积极体验帮助尤其大。性情焦虑急躁的孩子总是倾向于忽视生活中的一些好消息，所以他们需要构建诸如安全感和决心这样一些内在力量。精神头儿饱满的孩子以及被视为患有注意缺陷多动障碍[⊖]（ADHD）（例如非常容易受干扰，性格冲动，总是寻找刺激）的孩子注意力转移得过快，以至于那些好体验根本来不及沉淀，所以他们需要构建更多的自我控制机制。另外，这类精神头儿太足以及患有 ADHD 的孩子中有很多人都有遗传上的变异，无法产生足够的多巴胺受体，所以他们需要更多重复性的奖励体验才能保持注意力集中。有些孩子要与学习障碍或家中亲人去世等这类困难做斗争，那么对他们来说，被别人（哪怕是已故的亲爱的爷爷奶奶）疼爱的感觉，会令他们受益匪浅。由于大多数青少年都只对自己感兴趣，而且（很不幸）他们经历过很多消极体验，因此他们对内化积极体验特别感兴趣，尤其是那些跟感到自身魅力和被别人喜欢的核心体验相关的积极体验。

⊖ attention deficit/hyperactivity disorder（ADHD），也叫注意力缺陷障碍伴多动或多动症。——译者注

回想一下，小时候的那些体验可能会给你带来哪些变化呢？让这个问题的答案和你的直觉一起，指导你帮助身边的孩子建立并内化一些积极体验，从而给他们的生活带来改变。

消除障碍

有时，在内化积极体验的过程中我们会遇到障碍，比如会涌现出一些干扰你的念头。障碍是很普遍的，它们本身没有是非对错，但的确会挡住你的去路。对此可行的方法是以自我接纳的心态对障碍做一番探索，看看从中你能学到些什么。内化积极体验的一个有价值的作用是它通常能够揭露一些其他的问题，比如潜意识里你不愿意让自己获得积极的感受。然后你就可以采用下面建议的这些方法来解决障碍。只要坚持练习，假以时日，障碍通常都会遁于无形。

内心练习可能遇到的各种障碍

- **注意力涣散**——专注于积极体验当中具有刺激性的部分，这能够帮助你保持注意力集中。

- **无法与身体或感觉建立联系**——开发并习惯于享受一些简单的愉悦感觉，比如将浇了糖浆的煎饼吃进口中的感觉，将双手浸入温暖的水中的感觉，以及吐气时轻松释放的感觉。

- **结合自身体验时感到不适**——让自己置身于一个安全的环境中，提醒自己无须警戒外部环境。环顾四周，看看有谁或者有什么东西能够安慰你的心灵，给你带来被保护的感觉。回想一下和关心你的人在一起是一种什么样的感觉。记住，你随时都可以把注意力从体验那里移走。关注体验里一些让你开心的东西，比如一处美丽的风景或者一个悦耳的声音，要一遍遍地让自己知道持续品味这些让你开心的东西是完全可以的，并没有什么不好的事情发生在你身上。

- **过度分析，脱离体验**——把注意力再转回到你的身体和情绪上面来。举例来说，你可以让意识跟随一次呼吸过程，从开始到结束，或者将自己的感受轻声说出来（例如，你跃跃欲试，你被激怒了，你感到很平静，你的感觉正越来越好，等等）。

内化积极体验之特有障碍

- **很难接收积极体验**——吸气，体会那种可以让外界的东西进入你体内的感觉。选一个简单的积极情绪，比如解脱或开心的感觉，对它敞开胸怀，迎接它进入你的意识，然后让自己意识到你很好，你没事。
- **担心自己一旦不再感到"饥饿"，就会在工作或生活中失去优势**——要让自己意识到构建类似自信心和幸福感这样的内心资源只会给自己的成功增添筹码。在个人幸福的基础上，你依然可以保留自己的果断坚定和雄心勃勃。而且，内化积极体验能够训练你的大脑，让它学会纵观全局，从而帮助你把握住更多的机会。

- **担心自己一旦舒服自在起来就会降低戒备心，从而被坑蒙拐骗偷**——提醒自己即使在舒服的状态下也可以保持警觉。把注意力放在构建决心、适应力、自信心以及被关心的感觉等各种内在力量上，让自己对放松警惕这件事情不那么焦虑。

- **认为寻求舒服自在是一种自私、徒劳甚至罪恶的行为，或者认为这么做对那些正在受苦的人是不忠诚、不公平的，又或者觉得自己不配享受这么好的感觉**——追求全人类的福祉是非常高尚的，但这个"全人类"也包括你。你也是非常重要的。增强自己的幸福感，不会给别人带来更多的痛苦，而且增加你的痛苦也不会让别人更开心。实际上，培养你的内在力量，包括平和、满足和爱，等等，可以令你有更多的东西去奉献给别人。接纳别人的赞美和自己的成就感不会让你变成一个桀骜不驯的人，因为当一个人的内心感到越来越充实时，他是不太可能变得傲慢自负的。

- **担心一旦自己感觉好起来就会想得到更多，却只能得到失望**——要意识到如果今天觉得心情很好，那就很有可能明天也会感觉这么好，这样你就不会失望了。而且就算失望，也要让自己知道虽然失望会让人不悦，但还不至于无法承受。要客观看待自己变得失望的风险。哪个更重要呢？是偶尔失望要付出的代价大？还是内化积极体验，构建内心各种力量和勇气的好处大？

- **身为女人，社会对你的期望就是要你努力取悦别人，而不**

是取悦自己——你的需求和愿望跟别人的需求和愿望一样重要。如果你想关心别人，你就必须要疼爱自己。

- **身为男人，社会对你的期望就是要坚忍克己，不要在乎自己的感受**——你需要给自己加油，否则你这辆车早晚会没油。再说，构建你的内在"肌肉"不会让你变弱，只会让你变得更强壮。

- **积极体验会激活消极体验**——这一点听上去违反直觉，但实际上是很普遍的。举例来说，被关怀的感觉可能会搅起你心中不为那个对的人所爱的痛苦。如果类似的情形发生在你身上，要提醒自己任何消极感受都不会改变积极感受的真实性。然后重新把注意力集中在积极体验上，尤其是那些令你开心的积极体验（这会帮助你保持注意力集中）。

- **不那么轻松惬意也是有回报的**——说白了，有时发怒、愤慨、伤害、抱怨、义愤填膺甚至忧郁，也是会带来某种满足感的。然而一天下来，到底哪个对你来说更好呢？是那些回报？还是真正的平静舒适呢？

- **你是因为活力充沛或幸福快乐而受到惩罚的**——一定要意识到你今天并不是在和童年时的那一批人相处。要关注那些不反对你感觉良好的人。在你年幼且活泼欢快的时候，如果有人站出来为你仗义执言，你会不高兴吗？那么今天，你就可以做这个仗义执言的人。

- **深信自己一无是处**——别人看到你的长处并不是因为他们看花眼了。这些长处都是真实存在的，其真实性不亚于你自己的那一双手。要一直让自己接受自己是真的乐于助人、心肠好、关心别人的想法。如果过去曾有人辜负你或者羞辱你，那么今天你公平和善地对待自己的一个方法，就是承认你的长处的真实性。

- **认为既然有的事情依然那么糟糕，那让自己感觉好一点其实也没什么意义**——要知道那些存在于这个世界上的坏东西，是无法把好东西除掉的。甜甜圈中间有个洞，但那个洞永远无法把甜甜圈吞噬掉。而且，对付坏东西的方法之一就是创造出更多的好东西。我很喜欢这句谚语：与其诅咒黑暗，不如点燃一支蜡烛。

以顺应模式应对挑战

生活中有很多挑战，从恼人的亲戚到严重的疾病。应对这些挑战的方法之一是从安全感、满足感和关联感这三个核心需求的角度出发去思考。要想以顺应模式而非反应模式来处理一个问题，就应试着调动你体内那些能最好地解决核心需求所面临的挑战的内在力量和相关体验。

假设你现在要对付一个来势汹汹、对你产生威胁的人，尽管他的存在可能比较隐晦。这个人能够激活你大脑中的避免伤害系统，在他身边你不能感到完全的安全。如果用反应模式对付这个人，你就会焦虑（程度可能从坐立不安到胆战心惊不等），会生气（从无奈恼火到出离愤怒），或者会麻木。涉及的动作包括反抗（例如吵架）、逃逸（例如抽身走人）和僵滞（例如动弹不得）。虽然红色警戒状态可以理解而且也很普遍，但它是会让你和他人付出代价。

相反，想象一下如果以顺应模式应对同样的挑战会是什么情形。首先你可以先坚定地站在自己这边，对自己怀抱同情之心，为自己赢得时间来分析眼下的情况，并想出一个处理方案。然后，你可以调动避免伤害系统里的一些内在力量及相关体验，提醒自己回想一下生活中所受到的保护和所拥有的资源，然后召唤此前曾让你感觉到强大和坚定的体验。仔细检查一下你的判断和想法，确保既没有轻视也没有高估这一威胁。不管什么威胁都要客观地看待。借助吐气等一些放松的方法来减少自己的紧张感，让自己更冷静、更镇定、更泰然。构建你的资源，比如来自他人的支持等。试着建立一种拥有盟友的感觉。一旦真正开始行动，一定要保持适度的谨慎，但是不要怯懦或害怕。要考虑周全、全情投入、稳扎稳打，不要意气用事、妄自菲薄，更不要轻易投降。要想想你的大脑最后可能会进入绿色状态！虽然这个方法不能确保你取得一个好的结果，但它通常是你胜算最大的战略之一。

当对满足感和关联感的核心需求遇到挑战时，你也可以采取相似的方法。再看看表 8-1，找出哪些核心经验和内在力量能够帮助你在处理当下生活中遇到的各种困难情况时始终处于顺应状态。随着这些体验和力量被激活，你将有机会一遍又一遍地将它们内化，以比以往更深的程度将它们安装到你的大脑里。

除在对抗挑战最激烈的时刻调动起与困难情形相匹配的核心体验外，你还可以想象在自己将来的某个时刻使用顺应模式来应对挑战。这叫"内心演练"（mental rehearsal，也叫心智演练法），这个方法能够有效地改进人们在完成各种任务时的表现。你可以尝试一下下面的这个练习，并根据你的喜好做出调整。这其中包括满足人的全部三种核心需求所需的内在力量，你可以聚焦于那些应对特定挑战时最有效的内在力量。第 10 章将为大家提供一些指导练习，来详细探讨这些内在力量。现在我们开始。

让自己安定下来，深呼吸几次，集中注意力。挑出一项挑战，然后观察它。想想它激起了你的哪些反应，以及你希望自己将来如何解决它。

首先，唤起一种站在自己一侧、支持自己、关怀自己的感觉，一种对所有给你造成困难和痛苦的事情怀抱同情的感觉。找出你的勇气和决心。让"你现在大体上不错"的感觉沉淀在你体内。

关于挑战，要意识到自己是被保护和支持的。慢慢地吐气，放松一点。想象自己正在着手处理这项挑战，与此同时要表现出很好的自我控制，要保持合理的冷静，同时也要保持意志坚定。不要陷入与他人的纠缠当中，不要与任何人、任何事开战。慢慢地吐气，再放松一点点。试试看能否找到一些与挑战相关的、平和的感觉。

在你体内唤起一种对你生活的感激和幸福的感觉。要意识到尽管存在挑战，但许多事情都没有受到影响，依然顺利进行着。感到自己被此刻的这种充实感填满。集中精力思考关于这一挑战有哪些是凭借你的能力可以去做出改变的。开始为自己可能去做的事情制订一个计划。想一想生活中有哪些东西能够使你获得成就感和成功感。想象一下你如何从心灵中一个已经感到充实和满足的角落出发去应对这一挑战。

想象自己在迎接挑战时处于那种被别人关心的感觉当中，你感受到了他们的鼓励，接收到了他们的同情、关怀和支持。试着找到一种他们大海般的爱向你涌来、进入你体内、填满你心灵的感觉。同时也想象关怀、友谊和爱从你心中涌了出来。看看能否感受到这种热忱承载着你、托举着你，使你带着对自己和他人的悲悯之心去应对眼前的挑战。祝福自己和他人，即使你需要为自己出头。想象一下如果你拥有强大的爱人与被爱的内在力量，你将如何迎接挑战。

想象在你应对挑战时有一种总体上平和、满足和爱的感觉。把所有的消极体验都放在一大片平静无忧的意识空间里。想象一下在处理这项挑战时如果保持大体上的平和、满足和爱的感觉，会有哪些好的结果。让对这些好结果的了解和感激之情激励你在未来真正应对这一挑战时，能够采取顺应模式法。

吸收精华

- 无论你是在正式还是非正式场合得到好体验，你都可以使用 HEAL 四步曲来帮助它真正沉淀到你心中去。内化积极体验能够增加你通过人力资源训练、正念减压练习、教练或卫生保健治疗中的心理治疗等方式所得到的收获。

- 内化一些与你想鼓励自己去做的事情有关的奖励体验。就上瘾等会给你带来困扰的欲望来说，你可以帮助自己逐渐学会选择那个更大的幸福，而不是那个更小的。

- 寻找核心体验时一定要动用各种资源，而且要善待自己。即使不能得到你想要的整个蛋糕，也要能内化多少积极体验就内化多少。

- 由于一些痛苦的事件或者一些重要的心理"供给"不足而受过去事件的影响是很正常的。你可以使用核心体验来填补你心中的那个洞。

- 当你需要处理抑郁情绪或精神创伤时，你可以通过内化积极体验来强化心理干预的效用。

- 在处理人际关系时，欣赏并内化其中积极的东西，能够让关系中的双方都感到舒服，也能加强彼此之间的情感联系。

- 无论在正式还是非正式场合，你都可以使用 HEAL 四步曲来帮助别人，包括孩子。

- 在内化积极体验时遇到障碍是很正常的。这些障碍为你更了解自己提供了机会。你也可以用有效的方法来处理它们。

- 当你面临一项挑战时，一些关于关键内在力量的体验能够帮助你以顺应模式迎接挑战。随着你一遍遍地体验这些力量，在面临愈加激烈的挑战时，你将能够使大脑保持绿色状态。

第10章　21件宝贝

第10章集合了培养你关键的内在力量的各种练习。我把它们称为你的内心百宝箱中的 21 件宝贝。其中包括受保护感、放松感、愉悦、热情、自我关怀以及自觉是一个好人的感觉。当然还有反映大脑处于顺应模式的三个标志：平和、满足和爱。我亲眼见证了这些基础性的内在力量是如何改变我自己和很多人的生活的。请一定在你的日常生活中寻找各种机会去体验这些力量，并使用下面介绍的各种指导练习来将它们编织到你的大脑中去，任何时间皆可。

如何使用本章

本章所列举的关键力量是按照你的三个核心需求（安全感、满足感和关联感）来组织的，每种需求各有七个力量。每个练习开头都有一个简介，接着，我会引导你进行内化积极体验的四个步骤。这些步骤你都已经比较了解了，所以我的建议会非常简短且直接。因为每个练习都是各自独立的，所以不可避免地会出现重复的建议。你完全可以按照自己的需求对这些建议进行改造。例如，你可能会发现我所讲的吸收某种力量的方法也可以用来吸收其他力量。

记住，这些练习的第四步是选择性的。如果你想把这一步纳入进来，那么在开始进行具体的指导练习之前，一定要看看自己能否找出一个与消极素材有联系的中立诱因。但是通常情况下并不存在明确的中立诱因，找不到也没关系，这不会妨碍你进行第四步的其他部分。

特定的情结或渴望

如果你现在正忙于处理某个具体的情况、关系或精神状态，比如正在对付工作中某个让你筋疲力尽但又非常必要的苦差事，或者被一个叛逆的青少年搞得焦头烂额，又或者正经历一个情绪上的低潮期，那么你可以找出能够帮助你满足某个特定需求的力量，然后拿出一段时间来把精力集中到它身上。举例来说，庇护的力量能够帮助你应对因一段棘手的人际关系而感到的精疲力竭，一种出于同情心的自信也可以，面对忧郁生出感恩和快乐之心也可以。有关特别针对特定困难的力量，参见表 8-1。

聚焦于一个核心需求

也许你希望培养出一个核心需求的全部七个关键力量。如果感到担心、焦虑和愤怒，你可以建立"安全感"那部分内容中涉及的力量，接下来的"满足感"部分内容则可以满足应对失望、沮丧、失落、急功近利或上瘾症等情绪所需。要想解决孤独感、伤心、羞耻感、嫉妒、自我价值感低或心怀恶意等问题，则可以借鉴最后一部分"关联感"中的内容。如果你愿意，可以每天集中精力培养一个力量，一个星期后看看效果怎样。或者你可以只将七种力量牢牢记住，在应对特定情况时从中挑选最能帮助你的。你也可以使用第9章"重塑你的幸福"中的核对表来跟踪记录你每天所培养的力量。

前十强

本章所列举的所有力量都很重要。但是如果要我只选出十个，那将会是：庇护、当下的舒适感、平和（有关安全感）；热情、当下的充实感、心满意足（有关满足感）；被别人关心的感觉、自觉是个好人的感觉、爱（有关关联感）以及平和、满足和爱融合在一起的综合感觉（参见第7章结尾的练习）。也欢迎你选出你自己的重要力量前十强。

你可以连续十天每天尝试一个不同的力量，也可以每天集中精力于两三个力量。如果你想每三天做一次深度探索，你可以在第一天练习关于安全感的三种力量，在第二天练习关于满足感的三种力量，在第三天练习关于关联感的三种力量。另外，每天的早上和晚上都要做一次专栏10-1中介绍的"一分钟内化积极体验"练习。

21 天内化积极体验

如果你真的想建立内在力量，何不拿出三周的时间来，下真功夫激发你的思维、你的大脑和你的生活？你可以每天选一种新力量，感受它在你体内不断生长的感觉。

你可以按照书中介绍的顺序来探索这 21 种内在力量，也可以三日一循环，三种需求（安全感、满足感和关联感）轮流来，每天关注一个。为了增添趣味性，你可以采取爆米花策略，一天探索一种力量，然后将它们从清单上划掉，直到将所有力量探索一遍。如果你喜欢，也可以将这些力量中的一个或几个替换成别的力量，比如好奇心或者慷慨气魄。

为了让这个过程更丰富，你可以写日志，可以和朋友或家人一起进行，或者将其编排到你的心理治疗、戒酒疗程或修行练习中去。就当它是某种形式的静修，如果这个词听上去太斯巴达风格，你也可以想象自己正在一个美妙的假期里做豪华 SPA，只是覆盖你的不是硫黄土，而是能够治愈你身心的各种赏心悦目的体验。三周结束后，要纪念你为此付出的诚心实意的努力，并庆祝你所取得的成果。

通过拿出连续 21 天的时间来享受并增强这些内在力量，你对安全感、满足感和关联感的核心需求将得到更好的照料，你的大脑也将越来越稳定地呈现绿色的顺应模式。在这个过程中，你会成为你自己的好朋友，构建起你的内在力量，让重塑积极体验成为你的一个生活习惯。

专栏 10-1　一分钟内化积极体验

如果你觉得这些步骤太过复杂，没关系，有一个我经常做的练习，不管是刚醒来时，还是入睡之前，或者开始进行冥想或应对一项挑战之前，我都会拿出一分钟的时间来做一做这个练习。你也可以试一下：

拿出 1 ～ 3 次呼吸的时间来想一想你的思维和身体当中大致发生了什么，寻找一种你与自己之间的亲密感。

开始放松，让你的呼吸变轻变缓。摒除心中一切恼人的想法。放掉所有让你紧张的东西。去触摸一种有力量和勇气的感觉，确认保护自己的力量，比如身边的朋友。让自己意识到此刻你感觉不错。这一步结束于内心不断增强的平和感。

将一个或更多让你产生感恩和开心的事物带入你的意识。想一些让你感到快乐的东西。感受此刻已经存在的那种充实感。这一步结束于内心不断增强的满足感。

想起一个或更多关心你的人（或者宠物）。感觉到自己是被欣赏、被喜欢或被爱着的。同时也要意识到你自己给予别人的温暖和关怀。这一步结束于内心不断增强的爱。

让这种平和、满足和爱的感觉在你的大脑中交织在一起，让这三者形成一种轻松的回家般的体验。这一步结束于大脑的顺应模式。如果你喜欢，可以想象自己一整天都处于这种顺应模式中。

再做一两次深呼吸，同时感受到平和、满足和爱正在你心中慢慢沉淀，以此结束这一分钟的练习。

安全感

当你体验到安全感时，说明你大脑中的避免伤害系统开始工作了，此时你进入顺应模式。你既可以增强让自己保持安全的能力，又可以常规性地内化被保护、勇气、放松、庇护、清楚地权衡所面对的威胁和手边的资源并在当下自觉不错的感觉，以及平和感等积极体验来构建你的安全感。（亲附他人系统的关键体验也在于帮助你感到安全，我们将在"关联感"部分对此进行探讨。）这能帮助你在生活中感到越来越轻松，越来越不需要在不悦的体验中逃避或挣扎。

避免伤害系统根植于人的脑干和大脑皮层下的古老的神经回路，这些回路速度快（利于生存）但严苛死板（不利于改善生活质量或愈合旧的伤痛）。不幸的是，这些回路的学习能力很差，因为脑干和大脑皮层下所产生的神经的可塑性通常比大脑皮层所产生的神经要小。实际上，人脑中这些较早进化出来的部分需要很多的抚慰才能放松下来。因此，你可以试着在很多场合内化下面这些关键体验。

除了一些普遍的益处外，本部分所介绍的这些练习还能强化你的抗压性，提高你面对消极体验时，在顺应状态下保持开放状态、保持注意力集中不走神的能力，抗压性就像一个惊吓吸收器，能帮助你处理生活中一些不如意的地方，而不会导致你心生厌恶继而进入反应模式。这些大大小小的困难还是让你不舒服，而且它们绝非你所偏爱的，但是你不会因为它们而感到难过，也不会因为反应过度而使本就糟糕的情形恶化。这就是为什么很多研究表明，抗压性是人的适应能力、幸福感和成就感的根本来源。

被保护感

被保护感能降低一个人的警戒心。当你感到自己得到保护时，你就不需要再那么战战兢兢，时刻感到防备和焦虑了。就好像在一个坚固的避难所里观察一场暴风雨：外面可能还会有威胁和危险，但它们无法穿透避难所伤害到你。

拥有。注意在意识的表层或意识深处已经存在的被保护感，例如周围高墙围绕的感觉，门窗紧锁的感觉，以及旁边有人的感觉。

你还可以想想存在于你体内以及你生活中的那些可以保护你的资源，例如能力、美德、信用、朋友和家庭等，以此来创造一种被保护感。你还可以自己想象出一些人来保护你，比如关心你的朋友，你甚至可以想象出一群保护者。或者你可以试着想象有一个场域，它能把一切伤害你的力量阻隔在外面。

丰富。敞开心胸接纳这种被保护感。探索一下这种体验是什么样子。让它占满你的身体和精神，让它越来越强。牢牢抓住它，帮助它持续得久一点。当你感到自己得到保护时，就接纳内在的释放感和轻松感。你可以将这一体验具象化：例如，你可以看着某个关心你的人的照片，或者用手指抚过门上的锁，或者靠在墙上，感受它的坚固。

吸收。感受并指导这种被保护的体验与你相互沉淀，相互融合。要意识到它已经成为你的一部分了，成为一个你可以带去任何地方的资源。随着被保护感的沉淀，你会感到对自己内心和外部世界的一切事情都无须那么排斥。一切警觉或受到威胁的感觉都烟消云散。随着被保护感洒落在你的心田，你可以将心中的戒备、警惕和焦虑统统放掉。

联系。同时体会受保护感和害怕或脆弱这两类感觉。让受保护感的积极体验在意识当中始终保持在比较显著的位置，一旦感到自己被消极素材所挟持，就立即将其丢掉。体会那种被保护的感觉抚慰着你的心灵，平复心中那些受惊的或易受伤害的地方的感觉。可以在脑中想象一个慈爱的保护者在危险面前成功地庇护了你心中脆弱的那一部分。让这种被保护感沉淀到你心中担惊受怕的那些角落，安抚它们，帮助它们复原。接下来，只要你愿意，你可以随时释放任意一个消极素材，只与这种被保护的感觉在一起。在接下来的一个小时里练习几次只关注中立或积极的素材（例如被保护感），同时将一个有关焦虑或脆弱的中立诱因（人、情况或想法）带入意识领域，每次持续十几秒钟或更久。

力量感

恐惧来自对内在力量与外部挑战之间存在的差距的认知。随着内在力量与日俱增，这个差距会越来越小，甚至最终完全消失。拥有力量并不意味着变得自大或富有侵略性。决心、坚韧、能屈能伸、正直以及艰难岁月下的忍耐和幸存，都是力量的表现形式。

拥有。注意意识的表层和意识深处已经存在的所有力量感，例如身体中持续存在的生命存在感，心脏强有力的搏动以及对别人毫不动摇的关怀。意识本身是很强大的，它能将你的全部体验一点不漏地包裹进来。

你也可以创造一种力量感。你可以在过去或近期的事件中寻找一些让自己感到坚强的时刻。例如工作时你一站就是一整天，或者健身时你让自己坚持跑步不要停。又例如你挺身而出，保护了自己或别人。再比如虽然你已经想辞职了，但你还是坚持把某件事情做完。让这些时刻成为一种被你所感受到的力量。

丰富。敞开心胸接纳这种力量感。探索一下这种体验是什么样子。让它充满你的身体和意识，变得越来越强烈。牢牢抓住它，帮助它持续得久一点，在你的意识里为它找一个庇护所。一旦走神就立即回到这一体验。随着你感到自己越来越强大，你会变得更冷静、更自信。要让自己知道你可以处理生活丢过来的任何问题。寻找一些关于力量体验的比较新鲜的东西。试试看在不带怒气的情况下体会自己的强大是一种什么样的感觉。回忆一个在不带有攻击性、不被激怒的情况下感到自己非常坚定、严肃和自信的时刻。你可以用各种不同的方式来表现力量：例如可以收紧不同的肌肉去感受它们的力量，可以试着改邪归正，或者在脸上做出坚定的表情，在镜子里看看自己是什么样子。想一想力量对你个人而言是多么的重要以及为什么这么重要。搞清楚它与你之间的关系。

吸收。确保力量体验能够与你相互沉淀、相互融合。感受力量就像燃料一样进入你的体内，为你提供令人倍受鼓舞的能量。允许自己改变，让自己变得更坚强。让自己知道力量正在体内沉淀，将它便编织到你的体内，成为一个你可以带去任何地方的内在资源——一个既强效又便携的资源。随着力量的沉淀，你会感到所有源于内心和外部世界的挣扎都被释放掉了。你完全不必再去排斥任何人或任何事。

联系。让力量感和软弱感同时进入你的意识领域。让力量感这一积极体验始终处于比较显著的位置，一旦你被消极素材挟持，就立即将其丢掉。力量会支持并沁入你心中那些曾经感觉被推来搡去或感到难以承受的小角落，角落里的事有的可能发生在你小时候。现在你已经感觉自己强大了，就像一棵深深扎根于泥土的参天大树，生活以及被裹挟在生活中的人们像大风一样吹过你的身躯，待大风吹过，你依旧傲然屹立。只要你愿意，你可以随时释放任意一种消极素材，只和这种力量感在一起。在接下来的一个小时里练习几次只关注中立或积极的素材（例如力量感），同时将软弱感或不堪重负感作为中立诱因带入意识领域，每次持续十几秒钟或更久。

放松

当你放松时，你的副交感神经系统会变得更加活跃，这会平复交感神经系统的战逃反应。压力被排出体外，你的心率变慢，呼吸放缓，消化系统缓和下来——所有这些都减弱了体内发出的面临危险的信号，从而帮助你变得更放松。

拥有。注意已经存在于意识领域的所有放松的感觉。例如，在呼吸之间或者在你体内，可能存在着轻松或者释放的感觉，而且你也可以创造一种放松的感觉。做几次呼吸练习，让吐气的时间大致达到吸气时间的两倍。放松你的一些关键连接点，比如颌骨上的肌肉、舌头、嘴巴、眼睛等。将空气吸入你的横膈膜，它就在胸腔下面。体会那种将压力排除出体外的感觉。想象自己处于一个让人放松的环境中，比如在沙滩上舒服地晒太阳。你也可以渐进地放松你身体的各个组成部分，从脚趾依次放松到头顶。

丰富。敞开心胸接纳这种放松感。探索一下这种体验是什么样子。让它充满你的身体和意识，变得越来越强烈。牢牢抓住它，帮助它持续得久一点。在放松过程中将越来越多的负能量释放掉。放心地把自己交给这种平静感。注意一下这一体验各个不同的方面，让它始终是新鲜的。享受这一渐渐扩大的宁静。可以通过躺下来、轻轻地前后摇晃身体或者让面部彻底松弛等方式来表现这种放松感。思考一种居家或工作时更加放松的方式对你有所帮助。

吸收。体会这种放松感渐渐地沉淀到你的体内，成为你的一个组成部分的感觉。随着你变得越来越放松，你会感到所有的压力和阻力都烟消云散。

联系。将放松感和压力感同时引入意识领域。让放松处于意识领域中更加显著的位置上，一旦你被消极素材挟持，就立即将其丢掉。放松感会沉淀到你心中那些曾经紧张和收缩的部位并使它们放松。放松感如一阵轻柔的细雨般洒落，压力随之得以缓解。只要你愿意，你可以在任何时间释放任意一个消极素材，只和放松体验在一起。在接下来的一个小时里练习几次只关注中立或积极的素材（例如放松感），同时将一个紧张压力感作为中立诱因带入意识领域，每次持续十几秒钟或更久。

慰藉

慰藉（refuge）指的是能给你提供庇护、补充能量、提高士气以及带来神圣感的任意一种事物。你可以从慰藉中得到休息和充电，即使痛苦和困难还在你旁边阴魂不散。

拥有。注意你的意识当中已经存在的所有慰藉感。比如你躺在自己的床上或浴缸里时，或者和伴侣相拥而眠时体验到的慰藉感。比如当你站在星空下一棵树的旁边时。又比如当你正处于冥想或祈祷的平和中时体验到的慰藉感。你也可以回想自己正身处某个你心爱的地方，例如每年和家人一起消夏的那座湖畔小屋，以此来创造出一种慰藉感。其他潜在的慰藉包括教师、教育以及受教育群体。你可以从拼命工作中、从斗志旺盛不服输的拼搏中找到慰藉感，也可以从看清真相的能力中，从分清什么是甜甜圈、什么是甜甜圈的洞，分清谁对你好、谁对你坏的能力中找到慰藉感。你可以从推理思考中、从弄清事物来龙去脉的过程中找到慰藉感，也可以从灵性或宗教中，从有关信仰的体验中找到慰藉感。

丰富。对某些特定慰藉（不管是人还是地方）的品质做一番发掘，然后敞开胸怀接受这种慰藉感。身处一个安全的避风港是一种什么样的感觉？深深根植于一个值得信赖、利于成长的环境中又是一种什么感觉？让这种体验充满你的身心，并且让它再强烈些。牢牢抓住它，帮助它持续得更久一点。你可以找一些属于你自己的避难所，它可以是客厅里那把你坐惯了的舒服的椅子，也可以是一座教堂或者庙宇。通过这种方式来表现或者再现这种慰藉感。你也可以赋予你的卧室一些个性化的含义或者神圣的意味。

吸收。体会一下慰藉感已经成为你的一部分的感觉。把这种慰藉感视为你的出发地，而非目的地。当慰藉感在你心中越来越稳固时，便可将你的一切挣扎释放掉。

联系。让慰藉感与任意一种被催逼、被消耗的感觉一起进入到你的意识领域。在这些挑战从你身体中流过时，始终坚持以慰藉感为中心，感觉到自己依然是被庇护的、被滋养的。要让自己认识到，困难和痛苦轮番登场，但它们不会让你感到不堪重负。让这一认知沉淀下来。你可以感受到慰藉感与被侵犯和没有安全感的感觉建立起了联系。只要你愿意，你可以在任何时间释放消极素材，只留下慰藉感。在接下来的一个小时里练习几次只关注中立或积极的素材（例如慰藉感），同时将一种被催逼、被消耗的感觉作为中立诱因带入意识领域，每次持续十几秒钟或更久。

准确判断危险和资源

在"纸老虎妄想症"（见第 2 章）的作用下，人类的大脑倾向于高估即将到来的危险，同时低估自身所具备的应对威胁的资源。当你看清楚这些扭曲的判断时，你就可以接受一种更准确、更踏实也更有用的新的观点。

拥有。当你放大了某种焦虑，或忽略了身边唾手可得的资源时，要提醒自己注意。要想到别人可能会为了自己的利益而到处宣扬你的恐惧。同样还要想一想你是否坚信这个世界上充满危险，而你自己却满身缺点，然后去寻找证据说服自己这么想是错误的。你可以跟别人聊一聊你的这个观点，说说支持和反对它的论据各有哪些，或者也可以自己在脑子里进行一番评估。例如，你可以列出至少三条原因，证明为什么某个让你害怕的、自我怀疑的信念是错的。

丰富。用一种更乐观的视角去看待生活中的各种危险以及你相应的处理手段。让这种视角、这种观点在你的意识中扩大。敞开胸怀接受与之相关的感觉，比如安定、自信和冷静。你可以将自己有关危险和资源的实事求是的观点大声说出来，或者写下来，以此来使这一观点具体化。

吸收。感受这种实事求是的观点逐渐成为你的一个组成部分。让自己坚信这种观点反映的是事实。建立一种从此便从这种观点出发的感觉，体会那是一种什么样的感受。随着你逐渐看清身边的危险和资源，不再扭曲现实，担心和焦虑的感觉便会烟消云散，你便会从内心深处知道自己能够妥善应对这些危险，根本不需要再害怕。

联系。让上述实事求是的观点与任何一种高估危险而低估资源的不实想法一起进入到意识中来。不断地激发自己对实事求是观点的坚信态度，不断地告诉自己那些不实的想法是错误的。可以想象一下两个人正在争论，其中强壮聪明的那个人代表实事求是的观点，而另一个人可能有点夸张，傻乎乎的，他代表你的不实想法，要确保让代表实事求是观点的那个人获胜。只要你喜欢，你可以随时释放任意一种消极素材，只留住实事求是的观点。在接下来的一个小时里练习几次只关注中立或积极的素材（例如对实事求是观点的确信），同时将一个不实想法作为中立诱因带入意识领域，每次持续十几秒钟或更久。

当下不错的感觉

大多数输入大脑的各种信息都来自你的体内，而非来自你所处的外部环境。这是因为大脑每时每刻都要了解你的内部器官是如何保证你无恙的。很多这类信息会流经海马体，一旦发现哪怕一丁点出故障的信号，它就会发出警报，从而启动大脑的红色反应模式。即使你对呼吸、心率、消化系统甚至面部表情的感受发生的变化很小，你的想法和感受也会因此发生巨大的变化。

思维与身体之间这种密切的关联，赋予了你一种非常有效的方法，能使你一直处于平和及放松感不断增强的状态中，因为大多数时间你的身体运作都没什么问题。它传递给大脑的信息通常就像一个让人心里踏实的守夜人："一切皆好！一切皆好！"或许你过去并不怎么好，或许将来也未必怎么好，但是眼下，你基本上还是不错的。

不幸的是，由于消极偏见的存在，这个好消息通常很难被你"听到"，因为消极偏见会制造出一种焦虑的低语，在意识的深处不停地呢喃，使得我们为了生存，总是会有一点担心，有一点戒备。大多数情况下，这些害怕的信息都属谎报军情。当你利用身体传递给大脑的"一切皆好"的信号，刻意让自己专注于你实际上很好这一事实时，那么生活当中的几乎每一个时刻都能提供一个绝佳的机会，让你走出恐惧和愤怒，走入平和。假以时日，这一练习及其相关练习，例如内化放松的感觉，将使你的大脑不再因为不必要的焦虑而发出恼人的低语。

拥有。接受身体发出的"一切皆好"信号。让自己意识到因为有很多的空气，所以呼吸没有问题。把手搭在脖颈处，感受一下自己的脉搏，知道自己的心跳没有问题。感受身体的完整性，从心里确认它具有基本的活力——哪怕它不时会经历疼痛、痛苦和疾病。把注意力集中于身体中那些运转正常的组成部分，哪怕有些部分已经出现异常。扫视一下此刻周围的环境，告诉自己此时此刻你并没有受到攻击，也不会面临死亡。观察一下你的意识，告诉自己它没什么问题，而且绝不让自己被意识中的东西伤害到。让自己相信你可以面对不舒服的感觉，但你不会被它压垮。要一遍又一遍地向自己确认，此时此刻，你很好。

丰富。敞开胸怀接受你此刻很好的感觉。不管你多么焦虑，都要时时刻刻提醒自己这种感觉，也要接受惬意、释然、平静和放松等与之相关的感觉。现在，放心地把自己的思维交付给这种"此刻很好，完全没有问题"的感觉。注意体会身体的感觉，让自己相信身体正在不停地运转着。让自己知道感觉不错到底是一种什么样的体验。你可以用一种好像在说"哎哟，终于安全啦"的方式来练习吐气，以此来表现这种体验。可以做一些小事情来让自己感觉更舒服，比如，如果你感觉冷，就披上一条披肩，让由此带来的"还不错"的感觉像水一样进入你的身体。

吸收。体会这种"还不错"的感觉已经变成你的组成部分。你感觉很好，没必要逃避身边的人或事，恐惧在这里没有立足之地。生活中的所有挣扎、抗拒和贪念，全部烟消云散。

联系。让"还不错"的感觉和难过、焦虑的感觉一起进入你的意识中。帮助处于核心位置的"还不错"的感觉慢慢渗透到难过、焦虑的感觉当中，抚慰难过、焦虑的感觉、缓解它、客观地看待它。让自己意识到即使你要应对一些棘手的事情，你还是会感觉不错。只要你愿意，你可以随时释放任意一种消极素材，只保留"还不错"的感觉。在接下来的一个小时里练习几次只关注中立或积极的素材（例如"还不错"的感觉），同时将难过、焦虑感作为中立诱因带入意识领域，每次持续十几秒钟或更久。

平和感

平和感是一种整体性的宁静和放松，即感到自己不再需要为了任何事情而挣扎。或许你意识到了危险和挑战的存在，但是此刻你的脑子里既不想逃也不想战，没有害怕也没有怒气。由于内心感到了平静，因此你能够与他人和平相处。

拥有。让自己感受一下身体或思维当中所有已经存在的平和感。这种认知本身就是平和的，就像呼吸的节奏、自然而然映入眼帘的风景、一把椅子或桌子带来的令人心安的稳定感一样。你也可以将任何能够帮助你感到镇定、清静、祥和的东西带到意识中来，以创造出一种平和感。比如你可以在头脑中幻想一幅熟睡中的婴儿的画面，耳边仿佛听到暖洋洋的沙滩上传来的波浪声，或者回想某段你完全处于平和状态的时光，或者想想无边无际、宁静无扰的宇宙。你也可以吸收前面所列出的一种或多种体验，如放松感和"还不错"的感觉，以此来激活平和感。

丰富。一旦建立起平和感，就要敞开心胸迎它入怀，要把自己放心地交给它，让它充满你的整个心脏。帮助这种平和感来得越强烈、越持久越好。研究一下与平和感相关的一些感觉（如镇定、祥和、轻松和宁静等）之间的细微差别。让自己处于平和状态。如果你愿意，可以以平和感为对象做一番冥想。让它成为你关注和吸收的对象。可以用走路、说话、凝视别人以及伸手抓住某物的方式来表现这种平和感。

吸收。感受这种平和感与你互相沉淀、互相融合，成为你的一个组成部分。感受自己正平和地呼吸着空气，整个人都处于平和之中。你不再需要对来自内心世界和外部环境的任何东西有任何形式的抗拒。

联系。让平和感进入你意识的表层，同时将所有形式的不适感带入到意识深处。你会感受到平和感正在像波一样向外辐射，让平和感与任意一种不安的感觉建立起联系，安抚这种不安的感觉，让它安静下来。平和感会沉淀到你年幼时曾感到害怕或愤怒的那些角落。然后，如果你愿意，你可以随时释放任意一种消极素材，只留住平和感。在接下来的一个小时里练习几次只关注中立或积极的素材（例如平和感），同时将不安的感觉作为中立诱因带入意识领域，每次持续十几秒钟或更久。

满足感

当你体验到满足感时，大脑中的寻求回报系统会进入顺应模式。你可以通过常规性地吸取快乐、感激、成就感、自我控制、热情、当下的充实感以及知足感的方式，来构建心中被满足的感觉以及获得满足感的能力。如果你定期在日常生活中做上述练习以及下面列出的这些练习，你将能体会到越来越多感激、充实和成功的感觉，而不是感到失望、悲伤、沮丧、急功近利。你会感到自己已经心满意足，没有理由再去追逐和依赖快乐的体验。

愉悦

享受一片烤葡萄干吐司的美味，欣赏卡通片里的幽默，这些或许没什么大不了，但这样简单的愉悦能够缓解难过的情绪，改善你的心情，让你的生活更加丰富多彩。它们还有益于你的健康，因为它们促进释放的内啡肽——一类脑内自制类鸦片能够让你走出有压力、消耗性的反应模式，进入开心的顺应模式。而且，有些愉悦（比如跳舞、性爱，或者你的队伍赢得一场街头篮球赛，又或者和朋友一起放声大笑）会带来一些充满活力和激情、让人精力充沛的感觉，从而使人更健康。你的身边到处都有获得愉悦感的机会，尤其是当你把一些不经意的小事容纳进来的时候：人行道上一颗不起眼的小沙粒折射出的彩虹般的光芒，水冲进浴缸的声音，和朋友聊天时所感受到的亲近和默契，以及准备做晚餐时发现炉子毫无故障所带来的安心感。

人的大脑总是试图抓住那些让人感到愉悦的事情，但实际上这会让人感到很有压力，因为从本质上讲，体验总是转瞬即逝的、不持久的。通过练习，你将得到这样的最佳结果：能够享受到快乐而又不会紧紧抓住它不放，这又将反过来强化你的快乐。而且，你将学会如何让令人愉悦的体验流过你的意识，而不会对它产生任何贪婪追逐的反应。

拥有。让自己注意到意识当中已经存在的所有的愉悦感。将视觉、听觉、味觉、嗅觉、触觉扫描一遍，从中寻找处于意识深处的愉悦感。看看你的大脑中有没有什么滑稽、有趣或具有审美趣味的事情。你也可以通过善待自己的身体、寻找美丽、开开玩笑、做手工、摄影和做一项你最喜欢的活动等方式来创造愉悦的体验。你可以拿出一分钟，也可以花一天的时间来寻找让你感到愉悦的东西。对你最喜欢的愉悦体验做一番深度探索，然后放慢脚步，让注意力高度集中到这一体验上来。

丰富。接受一种愉悦感，帮助它持续得久一点。让注意力不断回到它身上，将所有认为自己不应接受这一愉悦感的想法统统释放掉。好好享受它，就像咬一口巧克力松露，让它慢慢在你的口腔里融化。让自己完全接受这种愉悦感，让它流过你的身体和意识，不要试图去抓住它。你可以通过接近或进入这种愉悦感的源头和愉快低语的方式来表现这一体验。简单回忆一下愉悦感跟你之间是一种什么样的关系，以及为什么它在你的生活当中占有重要的地位。

吸收。引导并感受愉悦感与你互相沉淀、相互融合。就像水渗透进土壤一样，愉悦感正渐渐变成你身体的一个组成部分，成为一个你可以随时带着四处游走的资源。感受一下愉悦感是怎样在你体内安定下来的，而你并不试图去紧紧抓住它不放。让自己意识到，此刻，就在当下，一切都刚刚好，不必再想要更多。

联系。让自己同时感受到愉悦感和任意一种痛苦的感觉，让愉悦的积极体验始终处于意识当中更显著的位置。感受一下这些愉悦的感觉正进入你体内的所有痛苦的地方，抚慰它们，只要你愿意，可以随时释放任意一种消极素材，只留住愉悦感。在接下来的一个小时里练习几次只关注中立或积极的素材（例如愉悦感），同时将一个中立诱因（例如某些人、某些情况或者某些想法）带入意识领域，每次持续十几秒钟或更久。

感激和高兴

感激指你对自己被赋予的某些东西怀有的感谢之情。高兴则是一种更广泛的被取悦、被奖励以及为某一事物开心或幸福的感觉，但这种事物未必是一种馈赠。很多情况下这两种甜蜜的感觉都会融合在一起，所以这里我们将它们放在一起探讨。感激、高兴以及与之相关联的一些感觉虽然可能会因为看上去很平常（比如商店售卖的制作精美的贺卡）而被人们轻易忽视，但是研究表明，培养这两种感受能带来持久而重要的益处，包括提振你的情绪、增强对生活的满意度以及增强适应性等。

拥有。注意一下意识当中已经存在的感激和高兴的感觉。可能在你的意识深处你正为自己所生活的地方而感到高兴，或者你很开心孩子今天情绪不错。在你着手进行一天的工作时，要特别留心任何一个自然涌起的感激或高兴之情。你也可以通过寻找让你心存感激或感到高兴的事情来创造出新的感激和高兴体验。它们可以是些看起来小而简单的事情，比如近来发生的某件好事，或者你意识到自己有足够的食物、有一个喜欢你的朋友。你可以因为你的宠物而心存感激，也可以为一朵鲜花的盛开、一次好运、一双伸过来帮你一把的手甚至为了生活的馈赠本身而心存感激。用同样的方式思考一下你的过去和将来。你也可以在别人的生活中寻找那些能让人感到感激和高兴的事情。让对这些事实的认知转变成感激和高兴的体验。

丰富。敞开胸怀接受感激和高兴的感觉。发掘一下这些体验到底是什么感觉，让它们持续停留在你心中。轻柔地让它们变得尽可能地丰富和强烈，然后让它们充满你的整个身体。同时，大方地接受喜悦、轻松或充实感等相关感觉。你可以通过微笑、开心地上蹦下跳、使自己的表情更柔和以及伸出双臂去拥抱世界等方式来表达你的感激和高兴。

吸收。让感激和高兴的感觉沉淀到你心中。将自己的意识交给感激和高兴的感觉，让自己感到满足，感到此时此刻你已经拥有很多，再也不需要去追逐和依赖任何东西。

联系。让自己同时意识到感激、高兴、失望、失落的感觉。让感激和高兴处于更显著的位置，一旦注意力被消极素材拉走，就将它从意识中剔除出去。去感受感激和高兴的感觉正在和任何形式的失望和失落建立联系。想象很多让你感到感激和高兴的东西正抛洒下来，渐渐填满你内心的空洞。或许感激和高兴的感觉会触碰到你心中曾经在小时候感到不开心的那些地方。然后，你可以随时释放任何一种消极素材，只留住感激和高兴的感觉。在接下来的一个小时里练习几次只关注中立或积极的素材（例如感激和高兴的感觉），同时将失望或失落感作为中立诱因带入意识领域，每次持续十几秒钟或更久。

积极情绪

任何一种积极情绪都是一个机会，能让你在此时此刻享受生活、获得满意的体验的机会。积极情绪还会使你更健康，包括改善你的免疫系统，保护你的循环系统，增加你长寿的概率。

这世界上有这么多美好的感觉可供你探索并享受，这真是一件妙事，就好像经常去一个巨大的游乐场里玩一样。举例来说，仅亲附他人系统就包括兴趣、热切、受启发、成功、活泼、兴奋、无忧无虑、极乐、自由自在、敬畏、喜悦以及幸运和被庇佑的感觉。避免伤害系统和亲附他人系统中也有一些积极感受，比如平和感和爱心。由于存在着这么多不同的积极情绪，因此在下面的这个练习中我便统统用"好感觉"来指代（你也可以替换成任意一个你喜欢的词），而且我的建议也都是简单、开放的。

拥有。一旦意识的表层或意识深处出现任何一种好感觉，就要立即提醒自己注意，你也可以使用第 6 章介绍的一些方法来创造一种好感觉。例如，可以回想一下这段日子以来或者过去的生活中出现的让你开心的事情。

丰富。接纳这种好感觉。让它充满你的身心，并且让它变得更强烈些。牢牢抓住它，帮助它维持得久一点，在你的意识里为它保留一席之地。寻找一些方式来表现这种好感觉，例如让脸上呈现出恰当的表情，或者转换姿势或身体语言来与这种感觉相匹配。让自己意识到这种好感觉是如何与你产生关联的。

吸收。帮助这种感觉沉淀到你体内，就好像捧一杯热茶在手心里，热力透过茶杯传递到手掌中去。让这种好感觉激发出一种满足感、充实感，你再也不必去苦苦追求任何东西。

联系。让自己同时意识到一个好感觉和一个与之相关联的坏感觉。例如，你可以同时体会欢快和阴郁、自信和自我怀疑、幸福和悲伤、富足和匮乏。集中精力关注那个好感觉，让坏感觉退居舞台侧翼。想象或者体会一下好感觉正在跟坏感觉建立联系，可能前者正在像一剂缓解伤痛的药膏一样渗透进后者当中，渐渐地让它缓和下来，最后取而代之。只要你愿意，你可以随时释放这种坏的感觉和体验，而只留住好的。在接下来的一个小时里练习几次只关注中立或积极的素材（例如好感觉），同时将一个坏感觉作为中立诱因带入意识领域，每次持续十几秒钟或更久。

成就感和自我控制感

成就感指的是一种达成目标的体验，自我控制感指的是一种能够做成某件事的体验。这两种体验通常在一起出现，因此在这里我们将它们放在一起进行讨论。

你每天都会完成很多事情，其中大多数事情都相对很小，容易被忽视，比如接孩子放学，工作时值完一轮班，采购食材，给别人回电话等。你也可以通过约束自己来完成一些事情，例如让别人享有他们的发言权以及忍耐（比如撑过一次背痛发作）。所有这些成就都是一次机会，能够让你体验到满足感和成功感，而不是挫折感和失败感的机会。

无助感是自我控制感的对立面。你可能知道那种被下了圈套、动弹不得、被击败、失望是一种什么滋味。这是一种无力感，一种觉得自己什么都做不了的感觉，这种感觉能轻易地转变成一种无助感，这种无助感是后天形成的，难以根除，而且很有可能引发抑郁症。为了阻止这种感觉的出现，或者帮助自己化解这种感觉，你可以反复内化自我控制感，让自己感到自己是一把锋利的刀，而不是案板上任人宰割的鱼肉。

拥有。关注一个你已经因为成功实现一个目标而产生的好感觉。另外，当你做出某个选择或开始进行某个行为时也要注意，尤其是那些小事情，例如决定你对某件事情的看法，转换成一个更舒服的姿势，甚至是当你伸手去够放着盐的调味瓶。

你也可以通过对一天下来所完成的事情给予特别关注的方式来创造出新的成就感和自我控制感。回想一个主要的成就，这其中也包括许多累积在一起的小成就。你还可以回想一下你的人生，想想那些过去的岁月和被你放在脑后的时光，从蹒跚学步到高中毕业等。想一想你是怎么样赋予那些情境或人们价值的。回想一下你是如何对别人施加影响的，或者你是如何扮演好领袖角色的。回忆一下你曾做出的那些选择。让对这些过往事实的认知，成为你的一个有关成就感和自我控制的体验。

丰富。当你发现一种成就感和自我控制感时，敞开胸怀迎接它，让它填满你的身体。帮助它持续得更久一些，更强烈一些。要让自己知道我能促成事情发生，我不仅有能力、有效率，而且我还能将这种能力和自信保持下去，让这种自信在心中不断生长。试试看是否有其他一些相关的感觉，例如尊严、能力、骄傲、自尊和自由等。要看清对成功感和价值感的每一丝抗拒和排斥，并且专注于在你的意识当中为成功感和价值感留下一席之地。在脑海中重演并回味一下过去的成就和光荣。发掘一下这种感觉：你已经到达目的地了，可以休息一下，回头看看自己走过的路。

吸收。感受一下这种成就感和自我控制感在你体内沉淀，感觉它已经成了一个每时每刻都伴在你左右的资源。想象一下感到自己有成就、有能力是一种什么样的感觉，试试看能否让自己进入这种状态。让这种"我能够在这些已经做成的事情基础上有所创造"的感觉沉淀到你体内。让放松感传遍你的身体和大脑，把所有的压力和压迫感统统释放出去。

联系。让自己感受到处于意识表层的成就感，同时也要体会到意识深处的挫折感和失败感——可能只是一闪而过的、有关曾经受的挫折和失败的一些念头，或者它们给你带来的感觉，又或者一段受挫折或者感到不自信的回忆。想象一下，这种成就感和自我控制感以及一些与之相关的成就感和价值感正在与挫折感及失败感建立联系，并渗透到它们当中去，就像听到一则好消息或满足了你内心的一个愿望。你可以想象自己心中那些脆弱的角落和层面，接受你所实现和促成其发生的许多事情的真实性。想象这样一幅画面：一个慈爱的人正抱着童年时的你，让你相信你将来一定会实现自己的目标，会做成很多事情，会变得不同凡响。接下来你可以释放任何一个消极素材，拿出几秒钟或更多的时间来只和积极体验待在一起。在接下来的一个小时里练习几次只关注中立或积极的素材（例如成就感和自我控制感），同时将挫折感或失败感作为中立诱因带入意识领域，每次持续十几秒钟或更久。

热情

我一直认为，生活的甜蜜就在于追求梦想以及全心全意地关爱他人而又不执着于结果如何。在这种状态下，你的人生有目标、有激情，但又不至于失去平衡，陷入一种充满压力、焦急和消耗的状态中去。这种甜蜜非常有价值，所以无论何时你得到这种体验，都要好好将其内化。在下面的练习中，我将谈一谈这一体验的各个不同方面。

拥有。关注一个你满怀热情的时刻，你浑身上下充满活力地向着一个目标迈进，丝毫没有感到压力。你可能正满怀期待地要去拜访一个朋友，或者和孩子吃了一顿愉快的早餐，又或者正摩拳擦掌地要完成一次健身；可能你迫切地想查出来到底你在为什么事情着急，或者下定决心要保护你的孩子不受学校小霸王的欺负，或者保证会完成工作中的一个项目，又或者兴致勃勃地创作音乐，以及拥有团队合作精神。你也可以回忆过去一些行为当中存在的热情，以此来创造出新的热情。在一天的工作和生活中，你可以寻找各种机会，允许和鼓励自己对那些相似的、或许看似单调无聊的行为产生更多的活力感和激情。体会一下到底有哪些内心的束缚在压抑着你，让你无法感受到热情、活力、激动、容光焕发，无法大声地表达——比如可能害怕被别人评价为"太过火"等。试试看能否释放掉这些压抑感，点燃你心中的热情。

丰富。敞开胸怀接纳热情，探索一下它给你带来的感觉，让它继续保持下去。帮助它来得更强烈些，感受它存在于你体内的那种感觉。试试看你能否在不患得患失的前提下去追逐你的目标。发掘一下这种感觉：你会为了做成某件事而付出巨大的努力，但不在意结果如何，你已经拼尽全力，你问心无愧。你可以把这种感觉讲给别人听，或者让自己的脸庞焕发光彩，你也可以加快行动和说话的速度，通过这种方式来表现你的热情。

吸收。让热情渗透到你的体内，感受这一过程，感受自己正自然而然地转变成一个充满热情的人。好好体会一下这种甜蜜：

那种朝着一个目标奋斗的活力感与不计结果的超脱感的结合。将这种满怀热情地过好当下的每一秒，而不执着于未来结果如何的感觉吸纳进来。让自己变得既知足，又充满活力。

联系。同时体会热情和乏味（或一些相关感觉，如冷漠、抑郁、无聊和麻木等）的感觉。（下一次你也可以同时让自己感受热情和动力，或者压力、对目标的担心以及强迫症等相关感觉。）确保热情感始终比乏味感更强大。体会热情正在为乏味注入活力，或许正与你体内那些感到麻木和被压抑的地方建立联系，为它们带来能量。感受热情传遍你的全身，越来越变成你的一种存在方式。然后，你可以随时释放任意一种乏味感，只保留热情感。在接下来的一个小时里练习几次只关注中立或积极的素材（例如热情感），同时将乏味感作为中立诱因带入意识领域，每次持续十几秒钟或更久。

感受此刻的充足感

人的大脑总是持续地接收各种来自身体、外部环境以及大脑内部本身的刺激，只有一小部分刺激进入了意识领域，然而这一小部分已经给意识带来了大量的刺激，以至于人的注意力只能关注到这一小部分中的一小部分，绝大部分刺激都会被忽略。这一神经过程为你提供了绝佳的机会——只要你喜欢，你随时都可以扩大你的关注面，将意识的内容全部包括进去。当你对意识里所有的听觉、视觉、味觉、触觉、嗅觉、思想、感觉和欲望敞开心扉时，你就会产生一种几乎有些难以承受的充足感和满足感。有了这么多体验，谁还会奢求更多？

对我来说，做这个练习就像低头去看一个玻璃杯子里装的苏打水。意识就像水的表面，那些不断啪啪啪升起的气泡就好比进入意识内的各种体验。如果能用慢动作来看这些小气泡，你会发现有的小气泡还没消失，另一些就已经出现，这有点像声音和感觉在意识里的相互重叠。接下来换一个视角，从杯底往上看，你会发现气泡冲到水面，就好像突触用几个十分之一秒的时间，来为进入意识中的声音和感觉形成一个神经基础。我们对生活的体验完全是在水面上进行的，即此时此刻意识的表面，我们只能去想象发生在意识的表面以下的那些神经活动，这些水面下的气泡还是展现出了令人难以置信的丰富性，光这一点就足以让人激动万分、心满意足。

一开始最好选择一个安静的地方来进行这个练习，你可以闭上眼睛，这样你就不会受到外部刺激的过度干扰。然后你就可以在每天的日常生活中进行这个练习了。

拥有。放轻松，进一步感受你的身体。体验一下呼吸所带来的各种感觉，包括它给你的胃部、臀部、胸腔、嘴唇、鼻子、喉咙、肩膀和脖颈所带来的感觉。注意随着新感觉的不断出现，旧的感觉也在不断消失。接受感觉在不断变化这一事实。你可以在释放掉一些体验的同时得到舒服的感觉，体验是不断被更新的。接下来，不再让注意力从呼吸的一个感觉转移到下一个，而是试试看能否同时感知呼吸的全部感觉，就好像扩大意识聚光灯的范围，将整个意识舞台都容纳进去。放松下来，让自己变得更柔缓、更温和，不要主动去找感觉，要让感觉主动来找你。一开始，你对整个身体在呼吸时的感觉只能持续一两秒钟，这种情况是正常的，很快你的注意力就会重新集中到其中一个感觉上，但是通过练习，你将能使这种整体感觉持续得更久一点。

如果你愿意，也可以进一步扩大注意力的范围，将更多的意识流纳入进来：声音、景象（如果你闭着眼睛，可以想象剪影和纹路）、味道、气味、触感、想法和感受、意象和欲望等。没必要一直关注意识中所有的小气泡，也没必要给它们贴标签，或者要求它们个个都合理，更不必让它们互相影响。只需听任所有这些体验自由来去即可——就好像你的意识就是一张网，时间如河水般流过，而此刻流过这张网的就是当下你所产生的体验。

丰富。让自己越来越意识到水流的经过，感受进入意识中的那些小东西，它们正进入你的体内，带给你丰富的体验。要让自己接受这种仿佛快要被涌入意识中的所有感觉淹没的感觉。让大脑得到一种充分感和满足感。试试看能否找到一种充实到你已经别无所求的感觉。寻找任何一种满足、知足的感觉。敞开胸怀接受这种充实感，让它充满你的思维。向它开放自己的身心，帮助它持续得再久一点。

吸收。让这种充足感沉淀到你体内。想象自己正带着饱满充实的身心去接触生活，帮助这种感觉变成你的一个组成部分。当用充足感喂饱你的身心时，你就没有必要再对任何事情孜孜以求、紧抓不放了。

联系。让自己同时意识到充足感以及任何一种形式的缺乏感。不断更新你的充足感，让它始终比缺乏感更显著一些。告诉自己或让自己去感受充足感正在和缺乏感建立联系，前者正像波浪一样涌入到你体内空洞或饥饿的角落，抚慰它们，充实它们。

所有的欲望、渴求和坚持都烟消云散，充足感取而代之。只要你喜欢，你可以随时释放任何一种缺乏感，只保留充足感。在接下来的一个小时里练习几次只关注中立或积极的素材（例如充足感），同时将缺乏感作为中立诱因带入意识领域，每次持续十几秒钟或更久。

知足感

知足感是一种混合着无意改变现状的安定感。令人愉悦的体验流过你的意识，你完全不必紧紧抓住它们不放。你感到你是充实的，没有急功近利，没有贪婪，没有占有欲。当你从内心里感到充足时，你对别人也会格外慷慨大方。

拥有。关注一下在意识的表层和意识深处已经存在的所有知足感。许多稀松平常的时刻（比如刷牙时、上公交车时、抱孩子时、读书时、望向窗外时）就蕴含着一种无欲无求的安定感。你可以回想过去和现在发生的一些让你感到快乐和充实的事情，通过这种方式来创造出一种知足感。或者也可以直接向自己灌输这样一种感觉：我的身体能够享受到足够的空气和食物，我的思维中存在着很多的乐趣；我不必再去追求更多的东西。你也可以调用"满足感"这部分介绍到的一些核心体验，如感激和高兴的感觉，此刻的充足感等，来创造新的知足感。

丰富。一旦发现知足感，就要用开放的态度接受它，让它占据你的身心。尽可能帮助这种知足感变得更强，持续更久的时间。要体验一种整体性的知足。如果你愿意，可以就知足展开一些冥想，让它成为你关注和吸收的对象。试试看带着知足感去呼吸，去坐立行走，去看、听、说，去行动和追寻是一种什么样的感觉。

吸收。引导并感受知足感正在成为你的一个组成部分的过程。想象自己正生活在知足的状态中，让这一感觉在你体内沉淀下来。随着你懂得了知足，知足也就与你融为一体。对内心世界和外部世界任何事物的任何形式的追逐渴望，都不再具备存在的基础。

联系。让自己同时关注意识表层的知足和意识深处的不满（或者一些相关感觉，如失望、沮丧和失落等）。让知足感与你的内心（包括年幼的你的内心）那些饥饿或不安的角落建立联系。然后，只要你愿意，你可以随时释放任何一个消极素材，只留住知足感。在接下来的一个小时里练习几次只关注中立或积极的素材（例如知足感），同时将不满情绪作为中立诱因带入意识领域，每次持续十几秒钟或更久。

关联感

当你体验到关联感时，大脑中的亲附他人系统会进入绿色状态，大脑进入顺应模式。你既要构建起使自己与他人建立关联的能力，也要常规性地吸取被关心、被重视的感觉，如同情心、善意、自我关怀、富有同情心的自信、自觉是一个好人以及爱心等体验，以此来建立你的关联感。

这种亲附型的体验还会给你的避免伤害和亲附他人系统带来额外的好处。首先，它能让你感到安全。历史上，在人类祖先那充满危险的进化环境中，与同一队伍中的其他人保持身体上和情绪上的关联是他们求生的法宝。对生活在东非的塞伦盖蒂大平原[⊖]上的人们来说，被放逐就等于被判了死刑。今天，产生被关怀的感觉能够将具有平复、镇定功能的后叶催产素输送到杏仁体这一人脑的报警系统当中，还能增加海马体中的肾上腺皮质醇受体的数量，使得大脑中的这块区域能够更快地意识到存在着的大量肾上腺皮质醇，并向下丘脑发送信号，让它加速停止释放应激激素。其次，关联感能给人带来满足感。像社会接触、游戏和关爱地触摸等都能使个体释放奖励性的类鸦片物质。可以说，爱是一剂普世的良药。

在某种程度上，人的心灵可以被划分为三个部分：核心自我（core self）、内心滋养者（inner nurturer）和内心批判者（inner repudiator）。（这一概念是从交互分析和对精神创伤的最新研究中借鉴来的。）内心滋养者的作用是关爱、保护、指引和鼓励，内心批判者的作用则是指责、贬低、怀疑、吹毛求疵和羞辱。保持一点内心批判是有益的。无论是在童年期还是成人期，我们很多人都受到了嘈杂而严苛的内心批判，内心滋养则相对比较安静、虚弱。你的核心自我会感到倍受围困，一方面它要遭受强大的内心批判者的呵斥，另一方面内心滋养者只能躲在角落里小心翼翼地轻声低语，不能提供丝毫的帮助。我们都需要一个强大的内心滋养者，它既能约束内心批判者的行为，又能给予我们生活所必需

⊖ 塞伦盖蒂大平原位于东非大裂谷南部、坦桑尼亚联合共和国北部，面积30 000平方千米，1956年与恩戈罗生物保护区合成一片，被列入《世界文化与自然遗产名录》。那里每半年一次的大型动物迁移是世界十大自然旅游奇观之一。——译者注

的支持。每内化一次下面列出的这些核心体验，你就能获得一些新的内心滋养。

被关心的感觉

我所谓的被关心，包含被接纳、被看见、被喜欢和被爱。即使关心的形式存在问题，也要试着去体会别人心中对你抱有的美好祝愿。我母亲非常爱我，但是她经常用告诉我，我哪些地方可以改进的方式来表达她的爱，而这让我非常恼火。最终我意识到，我可以越过她性格的表象，去发现隐藏在其背后的深深的爱，就好像越过藤蔓、树叶和荆棘形成的屏障，看到了熊熊燃烧的火焰。这么做不仅对我有好处，也使我们之间的关系更宁静、平和了。

拥有。关注一下已经存在的被接纳、被看见、被喜欢和被爱的感觉。在你意识的深处可能会有一种身为别人的爱人，以及作为家庭或工作团队中的一员的感觉。你也可以创造一种被关心的感觉。回忆一段自己曾属于某个团体，而且有人理解、有人爱的时光。回想一个或多个关心你的存在，可以是一个人、一群人、一只宠物、一个精神存在或精神力量。你们之间的关系不一定完美，但是整个关系中至少有一小部分让你知道自己是被关心的。如果悲伤或者一些感到没人关心的相关感受涌上心头，可以细细品味一段时间，然后试着将注意力转回到被别人真心关爱的感觉上来。

丰富。敞开胸怀接纳被关心的感觉。让它填充到你的思维和心灵中去，尽可能让它更强烈一些。跟它待在一起，帮助它持续得久一点，在你的意识里为它寻找一个避风港。探索一下这一体验的各个不同的方面，例如被接纳的感觉和被爱的感觉有什么不同。知道你对别人很重要，以及被别人珍惜是一种什么样的感觉。你可以把手放在心脏的位置或者脸颊上，用这种方法来表现这一体验。你也可以想象有一个充满关爱的人正在轻柔地抚摸你。最后回味一下被人关心这件事为什么那么重要，它跟你又有什么关系。

吸收。引导并体会被关心的感觉沉淀到你体内的过程。注意在内化被关心的感觉的某个特定方面（例如被喜欢或被爱的感觉）时是否存在困难，然后试着让自己的态度更开放一些。随着内心深处被关心的感觉越来越强烈，试试看能否把人际关系中的依附性释放掉。

联系。同时意识到被关心和不被关心两种感觉。始终让被关心的感觉在意识中处于更显著的位置。感受这种被关心的感觉正在抚摸你内心那些曾被排斥、被忽视、被讨厌甚至被憎恨的地方，抚慰它们，填满它们的空洞。拥有被关心的感觉并不能改变过去的事实，但却能减轻过去的事实给你带来的痛苦。心中的旧伤，包括那些童年时留下的心理阴影，正渐渐地被被关心的感觉所取代。只要你愿意，你可以随时释放任何一个消极素材，而只保留被关心的感觉。在接下来的一个小时里练习几次只关注中立或积极的素材（例如被关心的感觉），同时将某个中立诱因（例如人、情境或想法）带入意识领域，每次持续十几秒钟或更久。

被重视的感觉

作为社交动物，我们每个人都有着要被重视而不要被忽略、躲避、羞辱、不尊重、嘲笑和污蔑的强大需求。孩童时期，我们需要得到父母的呵护、老师的称赞和同伴的友好。成年后，可能伴侣的追求、搭档的欣赏、同事和领导的尊重、家人的肯定和重视会让我们受益良多。当这些正常的需求无法被满足时，我们自然就会产生一种混合着伤害和愤怒的不自信感，人际关系也会演变出向着极度依附或极度冷漠这两个极端发展的趋势。当你通过体会被重视的感觉满足那些需求时，你就能培养出一种健康的价值观，而这又反过来促使你变得更加谦逊和慷慨。

拥有。观察一下你的思维中是否已经有价值感或被承认的感觉存在，注意别人何时会搅动起你内心的这些感受，比如对你表达赞美或尊重时。你可以回忆起那些被别人恭维或被认可的时刻，那些你做出贡献或表现出慷慨之后得到别人欣赏的场景，以及你被渴望、被追求或被选择的时刻，通过这些方式创造出被重视的体验。就像你很重视某个人，但并不经常表达出来，同样地，别人也很看重你但也不经常表达出来。你可以引入一个修正系数，借助这个系数，你在凭直觉判断他人对你的重视程度时，会高估他人对你的重视程度。你还可以将被重视的内涵扩大一下，把下列人们对你的看法容纳进去：你改变了整个局面；你帮了我；我很高兴我的生活里有你；你做这个很拿手；你人很有趣，又有才华；你的加入让团队变得更好；你做出了贡献；你很特别；我很尊重你。要留意那些看似微不足道的别人对你表达欣赏的方式。

丰富。当你获得这种被重视的感觉时，要敞开胸怀迎接它。探索一下这一体验的各个不同的方面。帮助它变得更加持久而强烈。例如，你可以想象家人和朋友组成的后援团正欢呼着为你鼓掌加油、赞美你。想象自己正在用一种关爱的方式跟自己说话，就像在跟一位感到被人嫌弃、自视为二等公民或一个失败者的朋友聊天一样。想象你正坚定地告诉自己你如何为别人带来了改变，以及你具备哪些优秀的品质等。你可以试一试保持一种能显示出你的自尊的坐姿，或者昂首挺胸地走过房间，又或者喜欢一些能让你增值的人，用这种方式来表现你的价值感。

吸收。感受这种价值感在你体内沉淀，就像一阵金色的迷雾一样充满你的大脑。让价值感在你体内生长。想象一下带着这种价值感去处理工作、家庭生活以及一段重要的人际关系会是一种什么样的感觉。让自己进入到这种生活状态中去，也让这种状态进入到你的体内。当这种价值感以前所未有的深度沉淀到你的体内时，任何取悦别人或证明自己的需求都将烟消云散。

联系。让自己同时意识到价值感和任何形式的不自信感（或者一些相关感觉，如微不足道感、一文不值感或羞耻感）。不断地让注意力重新回到被重视、被渴望以及自觉值得尊敬的感觉上来。感受那种被重视、被欣赏、被尊敬甚至被珍视的感觉，这些感觉正在触碰你心中那些不自信的感觉，缓解过去的生活给你带来的痛苦，让你从心底觉得安心，并渐渐地用价值感取代不自信的感觉。让被重视的感觉抚摸你心中那些曾经感到被贬低、被忽视、被蔑视和被嫌弃的角落。然后释放任意一种消极素材，只把焦点放在价值感上。在接下来的一个小时里练习几次只关注中立或积极的素材（例如被重视的感觉），同时将不自信感作为中立诱因带入意识领域，每次持续十几秒钟或更久。

怜悯与善良

怜悯是一种不想让某生物受苦的愿望，通常与带有同情心的关心一起出现。善良是一种让某生物快乐的愿望，通常带有温暖的感觉。在我们的日常生活中，这二者常常会融合在一起（再佐以乐于助人、待人友善以及支持赞同等相关感觉），所以在这里我们将它们放在一起进行讨论。虽然怜悯有时会让人感到一种淡淡的忧伤（当然这是完全合理的），但是下面介绍的这个用来培养怜悯心的练习，也会激活人脑中的奖励中枢（reward center），让你感受到更多的甜蜜和美好。

拥有。观察一下你已经感受到的怜悯和善良，也可以通过回忆你关心的一个人、一群人或者一只宠物来创造出这种体验。你可以在心中向他们表达良好的祝愿，例如可以对自己说"愿你安宁、平和"。

丰富。接纳这种怜悯和善良的感觉。让它们填充你的精神和身体，变得越来越强烈。把自己完全交给它们，帮助它们持续得更久一点。感受它们正进入到你的胸腔里离心脏很近的地方，想象温暖的感觉在那里扩散开来。让自己想起某个朋友，向他表达你的怜悯和善良，例如你可以对自己说类似"愿你安全、健康、生活惬意"这样的话。再把这个方法应用到其他人身上，包括你非常欣赏的人，对你来说无所谓爱憎的人（如大街上的陌生人），甚至还可以包括曾经亏待过你的人。你也可以把自己的善意和美好的祝愿扩大到那些你永远都不可能认识的人身上，让你的怜悯和善良像光芒一样辐射出去，照耀整个世界。试试看把祝愿献给包括动植物在内的所有生物是一种什么样的感觉。怜悯和善良的表现形式有：轻声说出你的安慰，就好像看到朋友痛苦时你会做的那样；合适的话，可以伸出双臂，好像要轻轻地拥抱某人一样。

吸收。让怜悯和善良沉淀到你体内，就像阳光温暖了你的皮肤一样。在你的心中为这些感觉留出一席之地。让自己变得越来越善良、越来越富有怜悯之心，在这个过程中，让针对他人的所有怒气和恶意消散掉。

联系。让自己同时意识到怜悯、善良，以及针对他人的任何形式的漠不关心和恶意（比如嫉妒、羡慕、怒气、抱怨和报复心等相关感觉）。不断回想你的热情，感受它正在接触并逐渐渗透到你心中所有的冷漠和恶意当中。让怜悯和善良去触摸你心中所有的怒气。体会一下既能清楚地看清一个人的为人，又能对他抱有怜悯和善良之心是一种什么样的感觉。试试看如果你既想要亏待你的人受到公正的处罚，同时又希望他不要受苦并获得真正的快乐，是一种什么样的感觉。感受怜悯和善良沉淀到了你心中那些曾感到被压迫、冷冰冰的角落中去，为它们松绑，充实它们，温暖它们。然后释放所有的消极素材，只保留怜悯和善良。在接下来的一个小时里练习几次只关注中立或积极的素材（例如怜悯和善良之心），同时将冷漠和恶意作为中立诱因带入意识领域，每次持续十几秒钟或更久。

自我关怀

自我关怀基本上就是对自己的怜悯，通常会混合以一些相关感觉，例如感觉别人和你可能会遇到一些同样的困难和痛苦。研究显示，自我关怀能够减弱压力和自我批评给自己带来的消极体验，同时又能增强适应力和自我价值感。自我关怀并非自怨自艾，或者放纵自己沉溺于无助感中，相反，它会让你更坚强。然而很多人发现，虽然对别人产生同情心很容易，但要同情自己、关怀自己很难。在敞开胸怀接纳自我关怀感之前，使用本部分开头介绍的被关心感练习来提振一下士气，还是非常有帮助的。

拥有。注意一下你已经具有的那些对自己怀有的温暖、支持和同情的感觉，也可以刻意地将温暖和祝愿送给自己，以此来创造一种新的自我关怀感。辨别一下你都是以哪些方式被伤害以及承受负担和压力的，一些不太起眼的小事情也要包括进去。如果一个朋友经历了这样的伤害，你会对其产生什么样的感觉呢？大概会深感同情和关心，希望朋友不要受哪怕一丁点的苦吧。那么你可以对自己也抱有这样的感觉吗？

丰富。接纳自我关怀感，将它填充到你的身心中去。帮助它持续下去，让它变得越来越强烈。注意自己对自我关怀的排斥感，试着在心里为这种排斥感保留一席之地。你可以想象对自己说一些饱含同情的话语，例如："我希望自己能舒服一点，愿这痛苦早日消散。"你也可以大声说出来。可以是具体的问题，例如"希望我能早点找到工作""我还会有人爱"或者"希望这次化疗一切顺利"等。要让自己不断地回到自我关怀感上来，不要被这些难过和痛苦的情绪所绑架。表现这一体验的方式有：把手放在自己心脏的位置或者脸颊上，就像对待一个需要你帮助的朋友那样，轻轻地拍拍自己的胳膊。

吸收。感受自我关怀感沉淀到了你的体内，成了你的一个组成部分，一个你可以随身携带的资源。感受你体内正生出一股暖意，以及一种令人愉快、充满关爱和力量的感觉。随着自我关怀洒落你的心田，试试在你的人际关系中感受那股日渐增强的放松感和平和感。

联系。让自我关怀和自我批判（或者其他压力和痛苦，例如头疼、委屈、失落等）一起进入你的意识中。想象并感受你体内的自我关怀正与自我批判建立联系，温柔客观地看待发生的一切，减弱你内心严苛的声音。让这种"很多人都有和你一样的毛病"的认知缓解你心中的羞耻感。想象那个小时候的你接受了这种关怀，此刻你正在把温柔的、饱含同情心的关怀深深吸纳进来。然后释放掉所有的消极素材，只集中注意力去体会自我关怀的感觉。在接下来的一个小时里练习几次只关注中立或积极的素材（例如自我关怀），同时将自我批判作为中立诱因带入意识领域，每次持续十几秒钟或更久。

感觉自己是个好人

每一个人都具备一些好的品质，例如有耐心、意志坚定、公平、宽容、诚实、善良以及有爱心等（参见第6章）。承认自己具有这些品质，用一双清澈的眼睛去看这个现实世界，像看清楚托盘上的食物一样看到别人身上的美德。你和我一样，都曾做过一些令人懊悔的事情，但它们不会抹杀你的好品质，你本质上还是一个好人。不幸的是，很多人都难以建立起这种感觉。如果能够反复内化这种感觉自己是个好人的感觉，你的内心深处会对这一点更加坚信，在与别人打交道时你也会更加自信。

拥有。注意一下所有已经存在的感觉自己是个好人的潜在感觉，例如在意识深处你知道自己是个好人。或者你也可以创造出这种感觉。挑选出一个你确定自己具备的好的品质，比如坚持不懈的精神、公平、热心等，然后各回想一两个例子。注意存在哪些阻碍你承认这些好品质的东西，例如你可能老是纠结于那些例外情况。把障碍释放掉，然后再回过来，坚定地相信你的这些好品质都是真实存在的。感受一下任意一个与这些好品质相关的感觉。想一想你的这些好品质如何能让他人受益。让自己为拥有这些好品质而感到高兴。

用同样的方法来说一说你其他的好品质。在这个过程中，关注你对别人的祝愿，以及你的好品质是如何体现在行动中的。让有关这些祝愿和行动的认知变成你内心的一种美好的感觉，让自己不断强化这样一个信念：我确实是一个好人。

丰富。接纳你心中的美好的感觉，那是你最真实、自然的善良本性，代表着你的体面、公正、责任感、韧性及其他一些可敬的品质。这些品质能给你带来什么样的感觉呢？留住这种美好的感觉，保护它，在你的心里为它搭建一个避风港。让自己知道并不一定要天赋异禀才能当一个好人。软化你的心，为怀有自己是好人这样的想法而感到释然和快乐。让这种美好的感觉填满你的身心。相由心生，让这种美好的感觉展现在你的音容笑貌当中，以此作为这种体验的表现。站立行走和言谈举止间都要体会这种"我是一个好人"的感觉。做好事时一定要认可自己。

吸收。感受这种美好的感觉正像温暖和光明一样在你体内蔓延，渐渐变成你的一个组成部分。感受自己正越来越确信"我的确是一个好人"。想象自己正带着对自身美德的强烈认同去处理一个棘手情况或人际关系，然后，让这种方式在你的心中沉淀。要让自己去感受并了解存在于你身上的善良，你不必再背负内疚感和羞耻心的重负，也不必再依赖别人的肯定。

联系。让自己同时意识到这种美好的感觉以及任何一种羞耻感（或一些相关感觉，如感到自己被玷污、是次品、可怜没人爱、有缺陷、命中注定要失败以及觉得自己是坏人）。不断重建这种美好的感觉，包括它的不同方面，诸如关心、体面和良好意图等。告诉自己虽然你具备的好品质可能鲜为人知，但永远不会消失。感受这种美好的感觉正与你心中的羞耻感及其相关感觉建立联结，将光和热带给它们，就像初升的太阳照亮每一个阴暗的角落。好好感受内心的这种美好的感觉，同时也要意识到并关心你心中所有那些感觉不好的角落。只要你愿意，你可以随时释放任意一种消极素材，而只保留那些美好的感觉，例如希望别人好的感觉。在接下来的一个小时里练习几次只关注中立或积极的素材（例如觉得自己是一个好人），同时将羞耻感或相关感觉作为中立诱因带入意识领域，每次持续十几秒钟或更久。

富有同情心的坚定

在人际关系中有一些自己的需求和渴望是很正常的，如果我们不为它们发声，它们得到满足的可能性就会降低。长远来看，如果我们不把对方的利益考虑进去，而只是一味索取，满足这些需求的可能性也不会很高。富有同情心的坚定就是心灵与勇气的结合，这二者构成了健康的人际关系的两大支柱。你要做到言行一致，既希望别人好，又要照顾好自己。

你要把握好分寸，言多必失，但该说的话一定要说出来，不要害怕反复表述。在与别人的沟通中你要保持你的自尊、保持严肃，不要陷入毫无意义的争吵当中。你富有爱心，但决不会牺牲自己的权利，更不会成为被榨取、被利用的一方。每当你意识到这种同情心与坚定感时，它都会提高你跟别人实话实说的能力。随着你感觉到自己越来越强大、越来越独立和自主，你在亲密关系中也会越来越感到前所未有的自在和惬意。

拥有。注意一下你已经拥有的所有坚定、果断的感觉。在日常生活中，要集中关注那些让你感到自己坚定、有说服力的时刻。注意它们是什么感觉，尤其是它们能带给你哪些好感觉。还要注意到别人通常都是能接受你的坚定、果断的。尤其要注意美好的祝愿和勇气同时出现在你的意识当中是什么感觉，这给你的人际关系带来了什么结果。你还可以创造出同情心与坚定感的结合。回忆一下你何时曾感到自己既善良又坚强。或者想象一下在处理人际关系时如果也这样会是一种什么感觉。可以想一个你喜欢和尊敬的富有爱心但又非常忠于自己的人，然后想象一下如果自己能跟这个人再像一点会是什么感觉。

丰富。留住这种关心和坚定的感觉。让这种感觉填满你的双臂、胸腔和脸庞。深呼吸。让这种感觉在你心里不断成长。在你的意识里想象自己正在维护自己应享有的权利。要了解你有你的权利，别人开不开心，决定权在他们自己手里，不是由你来决定的。回忆或者想象一种既喜爱某个人同时又能毫无顾忌地表达自己的感觉。要让尊严和权威透过你的面庞和声音表现出来，同时又不失关怀和善良，用这种方式来表现这种体验。

吸收。让这种富有同情心的坚定感沉淀到你体内。让自己围绕这一新的存在方式重塑自我。随着你在人际关系中感到越来越放松、越来越独立，从中感受到越来越多的关怀，你就可以让自己在与他人相处时感到更放松、更有参与感、更平衡。让所有依附和争吵都离你远去。

联系。让自己同时意识到富有同情心的坚定感以及在人际交往中感到的任何形式的软弱（也可以是一些相关感觉，如被压制、被驾驭、被边缘化的感觉等）。让这一勇气和关爱的混合物始终处于意识的表层，让它逐渐与意识深处的任何一种形式的软弱感建立联系。让富有营养的勇气主动去触及你心中那些曾感到软弱或负担过重的角落，包括小时候遗留下来的心理阴影。只要你愿意，你可以随时释放任何一种消极素材，只保留富有同情心的坚定感。在接下来的一个小时里练习几次只关注中立或积极的素材（例如富有同情心的坚定感），同时将人际关系中的软弱感作为中立诱因带入意识领域，每次持续十几秒钟或更久。

爱

爱是一种深沉、强大且时常非常强烈的有关钟爱、关怀、甜蜜和承诺的感觉。爱通常是用在人身上的，但也包括对自然世界、全体人类、上帝（不管你用什么方式去体验或想象）和自己的爱。不管是爱人还是被爱，爱就是爱，不管你是获取还是给予。当你心中有爱时，你所有的心结都会被解开，最后烟消云散。

拥有。找一找意识当中有哪些已经存在的跟喜欢你、愿你好的人有默契的感觉，例如你可能会觉得有人在爱你。还要寻找你体内已经存在的温暖的感觉，处于意识深处的那种希望别人好的感觉。体会一下所有那些已经存在于你体内的母性的感觉以及保护、供养和关心别人的感觉。例如你心里装着这么一个人，在你对这个人的想法和感受的混合感觉当中就有爱。

你也可以回忆一个爱你或曾经爱过你的人，以此来创造出被爱的体验。回忆或想象跟这个人在一起的情形，看着他的脸庞，感受他心中对你的爱。让自己体验这种被爱的感觉。再想一想过去这些年来曾爱过你的人，以及现在正爱着你的人，让被爱的感觉一遍又一遍地在你心中降落。（如果你喜欢，也可以将对宠物和各种精神存在的爱包括进去。）或者让自己回想一下范围更广泛的一系列人际关系，你会发现许多人都曾经接纳、喜欢或者感激过你，那就让自己沉浸在这种感觉里。你还可以继续扩大范围，探索自己与全人类、大自然和整个宇宙之间的那种关联感，确认并感受你在其中的位置，以及那种归属于一个更大的整体的感觉。

试着寻找一种爱已经够多了的感觉。你完全可以既渴望得到更多的爱，同时又觉得自己得到的爱已经足够多了。这样你就不必再去追逐爱，或者总想着去影响别人的想法好让他们觉得你很棒，想和你在一起，或者爱你。所有关于爱的压力和焦虑都会烟消云散，你将不再痛苦，不再失落，也不再热望。

想一个你爱的人，以此来创造一种爱人的感觉。想一想那些你钟爱、喜欢或欣赏的人。再想想那些你怜悯的人以及你高兴见到的人。学着去呵护这种爱的感觉。试着感受爱正源源不断地从你的心中涌出。

丰富。接纳这种被爱的感觉，帮助它维持得久一点，让它在你体内不断成长，变得更加丰盈。同时，接纳爱人的感觉，让温暖、关怀和美好的祝愿像阳光一样从你心中辐射出去。让被爱与爱人的感觉结合在一起，汇成一个统一的爱的感觉。爱涌入你的心中，又从那里涌出。爱是恒久不变的。如果你喜欢，可以为爱做一番冥想，让它成为你关注和吸收的对象。试试看心中有爱时的呼吸、观看、坐立行走是一种什么样的感受。

吸收。感受并知晓爱在你体内蔓延。让爱成为你思维的栖息地和表现形式。想象一下以爱为家的生活，并让这种感觉沉淀。当你变成了爱，爱也变成了你，此时一切依附和动荡都将在你的人际关系中失去存在的基础。

联系。感受爱正位于意识的表层，伤害（或者诸如生气这样的相关感觉）则位于意识深处。让爱去抚摸和缓解伤害。让爱成为你呼吸的空气，感受你的爱正伸出手去触摸你心中那些未曾被好好爱过的角落。试试看能否感受到这些角落接收到了爱。在爱的笼罩下，它们变得更加柔软、和缓。只要你喜欢，你可以随时释放任何一种消极素材，只留住爱。在接下来的一个小时里练习几次只关注中立或积极的素材（例如爱的感觉），同时将受伤害的感觉作为中立诱因带入意识领域，每次持续十几秒钟或更久。

然后，在接下来的日子里，要相信爱。与其他所有形式的体验相比，爱是最后带你回家的那股不可思议的力量。家就是大脑的静息状态，爱是你内心的勇气与平和，家就是人性本善。不管你爱的方式是轰轰烈烈还是悄无声息，爱的成果都会像涟漪一样向外面的世界扩散开来，传递给所有你认识的和不认识的人，从而帮助你和他们回归到幸福中来。

后　记

　　正如我希望你能发现的那样，内化积极体验可以是非常强大的。这个练习可能的影响绝不仅仅局限于我们这些个体，而应延伸至更广阔的世界中去。

　　人脑的反应模式在历史发展的绝大部分时间里都为人类的生存提供了巨大的帮助，但是现在这种模式会给整个地球带来压力。在过去的 6000 万年，有超过 99% 的时间，人类和哺乳动物的祖先都生活在一种小型狩猎采集型社会里，求生就意味着要辨别出谁是"自己人"，同时不要相信（有时还要攻击）"他们"。但是，现在这些反应性倾向会给不同政治、种族和宗教集团之间的矛盾火上浇油，也会使国家间的紧张和攻击性局面更糟糕。这句话虽然是老生常谈，但其警示意义一点都没有减少：我们用核武器武装了我们石器时代的大脑。与此同时，混杂着恐惧、贪婪和自我中心主义的大脑反应模式，推动了人类对地球有限资源的大肆掠夺，从而导致滥砍滥伐、种族灭绝和全球气候变暖现象的出现。

灵长类动物和人类的共同祖先所生活的客观环境周期性地迫使他们的大脑进入红色状态，呈现出反应模式。他们根本不可能持续而可靠地满足对安全感、满足感和关联感的基本需求。但是人类这个物种，现在已经知道了保护、养育和关心每一个人所需要的各种资源和方法。如果我们选择去做，是可以做成的。这种可能性以前从未出现过，人类为了做到这一点花了不少时间。如何抓住这个史无前例的机会，将成为人类至少下一个百年的核心故事情节。

要抓住这个机会，我们不能只顾着改善外部环境，例如获取干净的水源、教育资源等，当然这也非常重要。至少从上一代人开始，我们就已经具备了满足所有人基础需求的可能性，但这至今没有实现，在世界各地仍然存在贫困和不公。即使在美国这样的发达国家，恐惧、沮丧和心痛也依旧顽固地存在于日常生活当中。鉴于大脑具有进入红色状态的倾向，我们必须改善我们的内部环境，进入思维领域，构建内在力量，让不断发展的"核心需求已被满足"的感受深入骨髓。这样，面对各种商业和政治的操纵摆布，我们才能不再轻易受到伤害，因为那只会发生在人们心中潜藏着短缺感和动荡感时。

想象一下，当世界上的人类大脑（1亿，10亿，还是更多）在一天当中的绝大多数时间里（就算不是全天）都处于顺应模式时，会是一幅什么样的画面？最终会到达一个爆发点，促成人类历史进程中的一个质变（qualitative alteration）。人们还是会到了夜晚就房门紧锁，还是会追逐利益，还是会意见不合以及相互竞争。人们还是需要价值观和美德的指引。然而，人们内心古老的恐惧之火、沮丧之火和心痛之火将会渐渐微弱，最终因缺乏燃料而熄灭。请记住当你处于平和、知足与爱的状态下时是什么感觉，也记住和同样处于这种状态下的人们在一起时又是什么感觉。想象一下到那时你的家庭会是什么样的，如果每一个人都能以大脑的绿色状态——顺应模式为核心，那么你工作的地方、你的社区又会是什么样的。再往前进一步，想象一下企业会如何对待自己的员工，政府将如何运作，国家间又会怎样相处。

这不是一个乌托邦式的幻象。大脑的顺应模式就是我们的大本营、我们的家。为了我们自己，为了我们的孩子的孩子，我希望我们能尽快地回归这个大本营，回到我们的家。

关于作者

里克·汉森博士（Rick hanson, Ph.D.）是一名神经心理学家，著有《冥想 5 分钟，等于熟睡 1 小时》（与医学博士里克·曼度斯（Rick Mendius, MD）合著），医学博士丹·西格尔（Dan Siegel, MD）为该书写前言，杰克·康菲尔德博士（Jack Kornfield, Ph.D.）作序推荐，该书曾以 25 种语言出版。汉森博士的另一部著作《不二法门》曾以 14 种语言出版。本书自 2013 年 10 月出版以来，已被译成 14 种语言。汉森博士创办了慧泉神经科学和冥想智慧研究所（Wellspring Institute for Neuroscience and Contemplative Wisdom），还在加州大学伯克利分校创办了至善科学中心（Greater Good Science Center）。他曾受邀到牛津大学、斯坦福大学和哈佛大学演讲，并在世界上多个冥想中心任教。

汉森博士是自我导向型神经可塑性研究领域的权威。他的作品曾被英国广播公司（BBC）、加拿大广播公司（CBC）、美国国家公共电台（NPR）、福克斯财经频道（FoxBusiness）的《消费者健康报道》（*Consumer Reports Health*）、《美国新闻与世界报道》（*U.S. News & World Report*）以及《奥普拉杂志》（*O, The Oprah Magazine*）等多个节目和媒体进行报道，他的文章散见于《三轮车》（*Tricycle*）杂志、《洞察杂志》（*Insight Journal*）、《探索之心》（*Inquiring Mind*）。他是《智慧大脑期刊》（Wise Brain Bulletin）的编辑。他的周刊型时事通信《不二法门》拥有超过 10 万名订阅者。他还是《赫芬顿邮报》（*Huffington Post*）以及今日心理学（Psychology Today）等一些主要网站的座上宾，并在 Sounds True 出版了多部有声读物。

汉森博士以最优的学业成绩毕业于加州大学洛杉矶分校，长期担任赛布鲁克大学理事。他还曾担任灵岩冥想中心（Spirit Rock Meditation Center）董事达 9 年，并曾担任社区机构 Familyworks 的董事会主席。汉森博士 1974 年开始练习冥想，曾接受多个冥想传统流派的训练，是加州圣拉斐尔一个冥想周会的领袖。他喜欢攀岩，乐于在电子邮件多如雪片般的繁忙工作中享受片刻的释放。汉森博士和夫人有两个孩子，均已成年。

欲获取更多信息，请登录 www.RickHanson.net。

致　谢

　　内化积极体验是一个自然而然的历程。谁不曾拿出十几秒的时间享受并吸收一种积极体验呢？然而，就像感激和原谅这类常见的行为一样，内化积极体验直到最近一段时间才受到较多关注。从弗莱德·布莱恩特（Fred Bryant）、南茜·菲格利（Nancy Fagley）、约瑟夫·弗洛夫（Joseph Veroff）、乔迪·霍尔迪巴克（Jordi Quoidbach）和艾丽卡·查德维克（Erica Chadwick）等人对欣赏（savoring）主题所做的研究，到布鲁斯·艾柯尔（Bruce Ecker）、萝瑞尔·赫利（Laurel Hulley）、布莱恩·图梅（Brian Toomey）、罗宾·提锡克（Robin Ticic）及其同行对相关疗法（coherence therapy）所做的探讨，徜徉其中，我感到一种探索的愉悦。我还被一个世纪以来研究人文心理学和积极心理学的一批学者所吸引，从亚伯拉罕·马斯洛（Abraham Maslow）、罗杰·沃尔什（Roger Walsh）、马丁·塞利格曼（Martin Seligman）、克里斯·皮特森（Chris Peterson）到朴兰淑（Nansook Park）、珊娜·夏皮罗（Shauna Shapiro）、芭芭拉·弗雷德里克森（Barbara Fredrickson）、索尼娅·柳博米尔斯基（Sonja Lyubomirsky）、米歇尔·吐盖（Michele Tugade）、托德·卡什丹（Todd Kashdan）、达契尔·凯尔特纳（Dacher Keltner）、罗伯特·埃蒙斯（Robert Emmons）、迈克尔·麦卡洛夫（Michael McCullough）以及威尔·康宁汉（Wil Cunningham）。我并非内化积极体验的发明者，人类的各种消极偏见与日俱增，一直以来我所做的就是尝试理解内化积极体验的重要性，并发展出一些系统性的方法，来将各种转瞬即逝的积极体验，转变成长期存在的神经结构。

我有幸得到了多方人士的帮助，他们的名字真是数不胜数，在这里我至少要向其中的多位致敬，他们是詹姆斯·巴拉兹（James Baraz）、塔拉·布拉齐（Tara Brach）、杰克·康菲尔德（Jack Kornfield）、约瑟夫·戈尔茨坦（Joseph Goldstein）、达契尔·凯尔特纳（Dacher Keltner）以及加州大学伯克利分校人类福祉科学中心（Greater Good Science Center，GGSC）的每一位工作人员。还有吉尔·弗朗斯代尔（Gil Fronsdal）、菲利普·墨菲特（Phillip Moffit）、韦斯·尼斯克（Wes Nisker）、马克·威廉姆斯（Mark Williams）、丹·希格尔（Dan Siegel）、汤姆·鲍林（Tom Bowlin）、理查德·戴维森（Richard Davidson）、安迪·奥兰斯基（Andy Olendzki）以及巴利佛教研究中心（Barre Center for Buddhist Studies）的木松恩（Mu Soeng）。还有赛布鲁克大学、精神支柱冥想中心（Spirit Rock Meditation Center）、精神与生活研究所（Mind and Life Institute）、彼特·鲍曼（Peter Bauman）、圣拉斐尔冥想聚会（San Rafael Meditation Gathering）的成员们、特里·帕顿（Terry Patten）、丹尼尔·艾伦伯格（Daniel Ellenberg）、里克·蒙迪乌斯（Rick Mendius）、塔米·西蒙（Tami Simon）、Sounds True 的每一位成员、玛希·西莫夫（Marci Shimoff）、苏珊娜·格莱茨（Suzanna Gratz）、茱莉·贝纳特（Julie Benett）、New Harbinger Publications 的每一位朋友、安迪·德雷策尔（Andy Dreitcer）、迈克尔·海格尔提（Michael Hagerty）以及琳达·格拉汉姆（Linda Graham）。

米歇尔·凯恩（Michelle Keane）不仅是一位杰出的职业经理人，也是我的挚友，甚至在她美丽的小女儿出生前后的那段日子里，她也向我传递着温暖的力量。玛丽昂·雷诺兹（Marion Reynolds）以其非凡的热心和才能为我打理各种行政事宜，她经常要工作至深夜。珍妮尔·卡庞尼格洛（Janelle Caponigro）为我的内化积极体验课程研究提供了极为成熟的技巧。凯里·麦高恩（Kerri McGowan）在紧迫的时间压力下，从一大堆混乱的材料当中整理出了条理清晰的注释表和参考文献。维塞拉·西米克（Vesela Simic）对书中的小故事进行了卓越的处理，迈克尔·塔夫特（Michael Taft）以他娴熟的编辑技巧、写作能力与巧妙的建议拯救了本书的形式和结构。在严格的时间要求下，萝瑞尔·汉森（Laurel Hanson）、斯塔西娅·特拉斯克（Stacia Trask）、丹尼尔·艾伦伯格（Daniel Ellenberg）、琳达·格拉汉姆（Linda Graham）和里莎·卡帕罗（Risa Kaparo）仔细阅读了本书的手稿，并提出了许多有益的建议。这里要特别感谢萝瑞尔，正是她提出了内化积极体验四步曲当中的"联系"一词。我的经纪人艾米·伦纳特（Amy Rennert）为人宽容，业务方面她可谓十八般武艺样样精通，堪称图书出版界的迈克尔·乔丹。我在皇冠出版社的编辑海瑟·杰克逊（Heather Jackson）在给予我鼓励的同时，也给了我犀利的反馈。皇冠的出版团队，包括吉利安·桑德斯（Jillian Sanders）、丽萨·埃里克森（Lisa Erickson）、梅瑞迪斯·麦克吉尼斯（Meredith McGinnis）、希吉·耐克森（Sigi Nacson）和里克·威尔莱特（Rick Willett），非常高兴能与你们合作。

感谢我的父亲威廉、姐姐琳恩和她的先生吉姆、兄弟凯斯和他的妻子詹妮，他们对我来说既是家人，又是朋友。当然还有我的夫人简、儿子弗雷斯特和女儿萝瑞尔，每次看到他们都令我倍感幸福。谢谢你们爱我。

本书同时献给我所有的读者，对于你们慷慨施予的善意，哪怕我只能吸纳其中些许，对我来说也是意义非凡。我衷心感谢你们。

参考文献[⊖]

Adler, Michael G., and Nancy Fagley. "Appreciation: Individual Differences in Finding Value and Meaning as a Unique Predictor of Subjective Well-Being." *Journal of Personality* 73 (2005): 79–114.

Agren, Thomas, Jonas Engman, Andreas Frick, Johannes Björkstrand, Elna-Marie Larsson, Tomas Furmark, and Mats Fredrikson. "Disruption of Reconsolidation Erases a Fear Memory Trace in the Human Amydala." *Science* 337 (2012): 1550–1552.

Alvord, Mary Karapetian, and Judy Johnson Grados. "Enhancing Resilence in Children: A Proactive Approach." *Professional Psychology: Research and Practice* 36, no. 3 (2005): 238–245.

Balter, Michael. "New Light on Revolutions That Weren't." *Science* 336 (2012): 530–561.

Baumeister, Roy, Ellen Bratlavsky, Catrin Finkenauer, and Kathleen Vohs. "Bad Is Stronger Than Good." *Review of General Psychology* 5 (2001): 323–370.

Becker, Craig M., Mary Alice Glascoff, and W. Michael Felts. "Salutogenesis

---

⊖ 请在 www.hzbook.com 上下载完整版参考文献。具体步骤：1. 登录网站；2. 在搜索框内输入书名，点击"查看详情"；3. 在详情页点击"配书资源"。

正念冥想

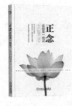

《正念：此刻是一枝花》

作者：[美] 乔恩·卡巴金 译者：王俊兰

本书是乔恩·卡巴金博士在科学研究多年后，对一般大众介绍如何在日常生活中运用正念，作为自我疗愈的方法和原则，深入浅出，真挚感人。本书对所有想重拾生命瞬息的人士、欲解除生活高压紧张的读者，皆深具参考价值。

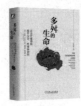

《多舛的生命：正念疗愈帮你抚平压力、疼痛和创伤（原书第2版）》

作者：[美] 乔恩·卡巴金 译者：童慧琦 高旭滨

本书是正念减压疗法创始人乔恩·卡巴金的经典著作。它详细阐述了八周正念减压课程的方方面面及其在健保、医学、心理学、神经科学等领域中的应用。正念既可以作为一种正式的心身练习，也可以作为一种觉醒的生活之道，让我们可以持续一生地学习、成长、疗愈和转化。

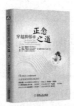

《穿越抑郁的正念之道》

作者：[美] 马克·威廉姆斯 等 译者：童慧琦 张娜

正念认知疗法，融合了东方禅修冥想传统和现代认知疗法的精髓，不但简单易行，适合自助，而且其改善抑郁情绪的有效性也获得了科学证明。它不但是一种有效应对负面事件和情绪的全新方法，也会改变你看待眼前世界的方式，彻底焕新你的精神状态和生活面貌。

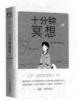

《十分钟冥想》

作者：[英] 安迪·普迪科姆 译者：王俊兰 王彦又

比尔·盖茨的冥想入门书；《原则》作者瑞·达利欧推崇冥想；远读重洋孙思远、正念老师清流共同推荐；苹果、谷歌、英特尔均为员工提供冥想课程。

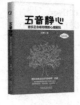

《五音静心：音乐正念帮你摆脱心理困扰》

作者：武麟

本书的音乐正念静心练习都是基于碎片化时间的练习，你可以随时随地进行。另外，本书特别附赠作者新近创作的"静心系列"专辑，以辅助读者进行静心练习。

更多>>> 《正念癌症康复》作者：[美] 琳达·卡尔森 迈克尔·斯佩卡

心身健康

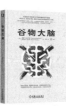

《谷物大脑》

作者：[美] 戴维·珀尔玛特 等 译者：温旻

樊登读书解读，《纽约时报》畅销书榜连续在榜55周，《美国出版周报》畅销书榜连续在榜超40周！
好莱坞和运动界明星都在使用无麸质、低碳水、高脂肪的革命性饮食法！
解开小麦、碳水、糖损害大脑和健康的惊人真相，让你重获健康和苗条身材

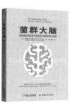

《菌群大脑：肠道微生物影响大脑和身心健康的惊人真相》

作者：[美] 戴维·珀尔马特 等 译者：张雪 魏宁

超级畅销书《谷物大脑》作者重磅新作！
"所有的疾病都始于肠道。"——希腊名医、现代医学之父希波克拉底
解锁21世纪医学关键新发现——肠道微生物是守护人类健康的超级英雄！
它们维护着我们的大脑及整体健康，重要程度等同于心、肺、大脑

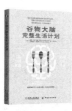

《谷物大脑完整生活计划》

作者：[美] 戴维·珀尔马特 等 译者：阎佳

超级畅销书《谷物大脑》全面实践指南，通往完美健康和理想体重的所有道路，
都始于简单的生活方式选择，你的健康命运，全部由你做主

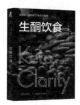

《生酮饮食：低碳水、高脂肪饮食完全指南》

作者：[美] 吉米·摩尔 等 译者：陈晓芮

吃脂肪，让你更瘦、更健康。风靡世界的全新健康饮食方式——生酮饮食。两
位生酮饮食先锋，携手22位医学/营养专家，解开减重和健康的秘密

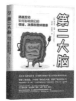

《第二大脑：肠脑互动如何影响我们的情绪、决策和整体健康》

作者：[美] 埃默伦·迈耶 译者：冯任南 李春龙

想要了解自我，从了解你的肠子开始！拥有40年研究经验、脑-肠相互作用研
究的世界领导者，深度解读肠脑互动关系，给出兼具科学和智慧洞见的答案

更多>>>

《基因革命：跑步、牛奶、童年经历如何改变我们的基因》作者：[英] 沙伦·莫勒姆 等 译者：杨涛 吴荆卉
《胆固醇，其实跟你想的不一样！》作者：[美] 吉米·摩尔 等 译者：周云兰
《森林呼吸：打造舒缓压力和焦虑的家中小森林》作者：[挪] 约恩·维姆达 译者：吴娟

人格心理学重磅作品

《成为更好的自己：许燕人格心理学30讲》

【豆瓣时间】同名精品课

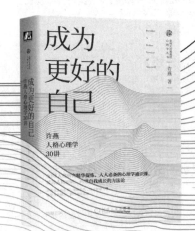

北京师范大学心理学部
许燕 教授
30年人格研究精华提炼

**破译人格密码
构建自我成长方法论**

认识自我，理解他人，塑造健康人格